ヘルスプロフェッショナルのためのテクニカルサポートシリーズ 5

医用機器 II

工学博士 山形 仁 編著

コロナ社

ヘルスプロフェッショナルのためのテクニカルサポートシリーズ
編集委員会

委員長	星宮　望	（東北大学名誉教授・東北学院大学学長）
委　員 （五十音順）	髙橋　誠	（北海道大学大学院助教授）
	德永　恵子	（宮城大学副学長・大学院教授）

（所属は初版第1刷発行当時）

編者・執筆者一覧

編　者

山形　仁（東芝メディカルシステムズ（株））

執　筆　者（五十音順）

執筆担当

執筆者	所属	執筆担当
泉　　　隆	（北海道東海大学）	2.5節, 2.6.1項, 2.6.2項, 2.7.3項, 2.8.1項
井野　秀一	（東京大学）	2.6.3項, 2.7.1項, 2.7.2項, 2.8.2項, 2.9節
伊福部　達	（東京大学）	2.1〜2.4節
大川井宏明	（岩手大学）	1.5節
仁田　新一	（東北大学）	3.1節, 3.5.3項
本村　信篤	（東芝メディカルシステムズ（株））	1.6節
森　　一生	（東北大学）	1.3節
山形　　仁	（東芝メディカルシステムズ（株））	1.1節, 1.2節, 1.4節
山家　智之	（東北大学）	3.2節, 3.4節, 3.5.1項, 3.5.2項
吉澤　　誠	（東北大学）	3.3節

（所属は初版第1刷発行当時）

まえがき

　医療は診断と治療の両輪で患者の疾患を治癒し，さらに QOL（quality of life）を確保するものである．診断とは広辞苑によれば"医師が患者を診察して病状を判断すること"である．治療の進むべき方向を前輪としての診断により決め，その判断に基づいて患者をよりよき地へ運ぶのが後輪としての治療である．そして，ペダルを踏むのは医療従事者と患者の双方である．

　診断の分野において，体外からは観察することのできない体内の病状を画像という最もわかりやすい情報として医師と患者に提示してくれる医用機器が，画像診断装置である．画像診断装置の歴史は，1895 年にレントゲンによって発見された見えない光を意味する X 線を用いた X 線診断装置により始まった．その後，断層画像を提供する X 線 CT，リアルタイムに断面画像を観察できる超音波診断装置，代謝機能を示す核医学診断装置，そして形態と機能の両方を提示できる磁気共鳴診断装置（MRI）とつぎつぎに多くの機器が開発され，現在では多様な診断画像が用いられるようになった．画像の次元という観点で見ると，2 次元から 3 次元，つまり面からボリュームへと進展し，さらに最近では心臓の動きなどを 3 次元的に観察する 4 次元診断画像が臨床に利用され始めている．

　この画像診断装置の長足の進歩により，一つの疾患をより多面的に観察できるようになり，効率的で効果的な治療選択への道が切り開かれてきたといってよいだろう．近年，医学界では EBM（evidence based medicine），すなわち科学的根拠に基づいた治療法を選択しよう，という考え方に関心が集まっているが，画像診断はまさにその科学的根拠の一つとして大きな役割を担っている．

　治療は診断情報によって得られた疾患の部位，種類，重症度に応じて患者への働きかけを行うことでなされる．この働きかけには物理的，化学的な作用や心のケアなど精神的な作用など非常に多岐にわたる種類があるが，医用工学の観点で治療分野に多大の貢献を果している機器は，特に QOL の担い手である機能代行機器と人工臓器である．これらはそれぞれ失われた，あるいは十分機能しない神経・運動系の代行，および臓器の置換を担うものである．

　例えば交通事故から外科的治療により生命の危機を脱したものの視神経損傷で視力を失い，脊髄損傷で運動機能を失った患者が社会復帰することを想定しよう．視力回復では眼の代わりとなるイメージセンサからの映像情報を脳へ伝えること，運動機能回復では神経筋系へ運動指令情報を電気的に入力すること，あるいは義肢の利用で患者の QOL を支えるのが

刊行のことば

　2000年4月の介護保険法の施行に伴い，看護・福祉介護に携わる人間や施設，またシステムや住環境が著しく変化しつつある．ME機器や住環境設備などの構造や機能は，科学技術の進歩とともにより高性能になり，現場において，ときには従来の人間が行ってきた以上の役割を果たすシステムとして活用されつつある．こうした中で，ヘルスプロフェッショナルとしては，これらの高機能なシステムの動作の原理，構造，機能などを正しく認識し，患者ケアに適切に役立てることが求められている．

　しかしながら，これまでの看護系学校のカリキュラムにおいては，医学・看護学分野と理学・工学分野との境界にまたがる分野の適切な教科書がなく，その教育を充実したものにすることが容易でなかったのが現状である．

　この期待に応えるために，これら境界分野に関連するカリキュラムのうちの理工学分野を抜粋した教科書シリーズを企画した．本シリーズの特徴でもあり，既存の教科書にはなかった表計算ソフトを付録添付したナチュラルサイエンス，さらに工学分野では，医用機器や人体構造力学，住宅療養環境の整備についても盛り込んでいる．将来，看護・福祉介護に携わろうとする人々が，現場において必要となるテクニカルサポートの基礎知識を学習する上で役立てることを主眼に企画されたものであり，広く活用していただけることを願っている．

　最後に執筆を快く引き受けていただいた各執筆者の方々とシリーズの企画段階よりご協力いただいた德永恵子委員と髙橋誠委員の両先生に心から感謝申し上げます．

2005年12月

編集委員長　星　宮　　望

まえがき

　医療は診断と治療の両輪で患者の疾患を治癒し，さらに QOL（quality of life）を確保するものである。診断とは広辞苑によれば"医師が患者を診察して病状を判断すること"である。治療の進むべき方向を前輪としての診断により決め，その判断に基づいて患者をよりよき地へ運ぶのが後輪としての治療である。そして，ペダルを踏むのは医療従事者と患者の双方である。

　診断の分野において，体外からは観察することのできない体内の病状を画像という最もわかりやすい情報として医師と患者に提示してくれる医用機器が，画像診断装置である。画像診断装置の歴史は，1895 年にレントゲンによって発見された見えない光を意味する X 線を用いた X 線診断装置により始まった。その後，断層画像を提供する X 線 CT，リアルタイムに断面画像を観察できる超音波診断装置，代謝機能を示す核医学診断装置，そして形態と機能の両方を提示できる磁気共鳴診断装置（MRI）とつぎつぎに多くの機器が開発され，現在では多様な診断画像が用いられるようになった。画像の次元という観点で見ると，2 次元から 3 次元，つまり面からボリュームへと進展し，さらに最近では心臓の動きなどを 3 次元的に観察する 4 次元診断画像が臨床に利用され始めている。

　この画像診断装置の長足の進歩により，一つの疾患をより多面的に観察できるようになり，効率的で効果的な治療選択への道が切り開かれてきたといってよいだろう。近年，医学界では EBM（evidence based medicine），すなわち科学的根拠に基づいた治療法を選択しよう，という考え方に関心が集まっているが，画像診断はまさにその科学的根拠の一つとして大きな役割を担っている。

　治療は診断情報によって得られた疾患の部位，種類，重症度に応じて患者への働きかけを行うことでなされる。この働きかけには物理的，化学的な作用や心のケアなど精神的な作用など非常に多岐にわたる種類があるが，医用工学の観点で治療分野に多大の貢献を果している機器は，特に QOL の担い手である機能代行機器と人工臓器である。これらはそれぞれ失われた，あるいは十分機能しない神経・運動系の代行，および臓器の置換を担うものである。

　例えば交通事故から外科的治療により生命の危機を脱したものの視神経損傷で視力を失い，脊髄損傷で運動機能を失った患者が社会復帰することを想定しよう。視力回復では眼の代わりとなるイメージセンサからの映像情報を脳へ伝えること，運動機能回復では神経筋系へ運動指令情報を電気的に入力すること，あるいは義肢の利用で患者の QOL を支えるのが

機能代行機器の役目の一例である。

　臓器置換という観点ではすでに広く行われている生体臓器移植や今後期待されている再生医学がもたらす再生臓器移植がある。人工臓器には上記二つの臓器移植に比べて入手の待機時間が短く，倫理的問題が少ないことから，臓器移植が可能となるまでの代替的存在としての効用がある。また，再生臓器において再生細胞と人工構造を組み合わせたハイブリッド人工臓器として担えるメリットもある。

　1章では画像撮像原理とシステム構成，および臨床応用，2章および3章に関しては生体機能の代替作用機序と機器構成を中心として解説している。放射線技師として画像診断装置を運用する方々や看護・福祉介護に携わる方々に対して画像診断装置，機能代行機器・人工臓器の解説がそれぞれ学習の入門書として，あるいは医療現場での参考書として役に立っていただけるものになることを願っている。

　本書の執筆者は画像診断装置においては装置開発に直接かかわってきた研究開発技術者や，機能代行機器・人工臓器では大学において第一線で研究を継続してきた医学・工学研究者により構成されており，本書は診断・治療分野におけるまさに医工学連携の書といってよいだろう。

　終わりにコロナ社の方々には並々ならぬお世話になりました。ここに感謝の意を表させていただきます。

2006年4月

山　形　　仁

目　　　次

1. 画像診断装置

1.1　画像診断装置の概要 ……………………………………………………………… 1
　1.1.1　撮像の一般的原理・概要 …………………………………………………… 2
　1.1.2　各モダリティの時間・空間分解能 ………………………………………… 3
　1.1.3　2次元画像から3次元画像への撮像法の進展 …………………………… 4
1.2　X線診断装置 ……………………………………………………………………… 5
　1.2.1　概要と歴史 …………………………………………………………………… 5
　1.2.2　画像撮像の原理 ……………………………………………………………… 5
　1.2.3　X線検出器 …………………………………………………………………… 9
　1.2.4　X線診断装置の種類と構成 ………………………………………………… 13
　1.2.5　DSA画像処理 ………………………………………………………………… 16
1.3　　CT ………………………………………………………………………………… 18
　1.3.1　概要と歴史 …………………………………………………………………… 18
　1.3.2　CTの原理と画像 …………………………………………………………… 20
　1.3.3　CT値，ウィンドウ ………………………………………………………… 23
　1.3.4　画像再構成の原理 …………………………………………………………… 27
　1.3.5　種々の方式 …………………………………………………………………… 31
　1.3.6　画質性能とその因子 ………………………………………………………… 38
　1.3.7　造影剤とX線被爆 …………………………………………………………… 44
1.4　磁気共鳴診断装置MRI ………………………………………………………… 47
　1.4.1　概要と歴史 …………………………………………………………………… 47
　1.4.2　磁気共鳴現象 ………………………………………………………………… 48
　1.4.3　MRIの画像撮影の原理 …………………………………………………… 54
　1.4.4　パルスシーケンス …………………………………………………………… 60
　1.4.5　MRIを構成する主要なハードウェア …………………………………… 65
　1.4.6　MRIの臨床応用機能 ……………………………………………………… 68
　1.4.7　MRI装置の安全性 ………………………………………………………… 71
1.5　超音波診断装置 …………………………………………………………………… 72
　1.5.1　概　　要 ……………………………………………………………………… 72
　1.5.2　超音波の性質 ………………………………………………………………… 74
　1.5.3　超音波画像の成立ち ………………………………………………………… 77

　　　　　　　　　　　　　　　　目　　　次　　v

　　1.5.4　要　　約 ………………………………………………………………… 82
1.6　核医学診断装置 ……………………………………………………………… 83
　　1.6.1　核医学の概要 ………………………………………………………… 83
　　1.6.2　核医学装置（ガンマカメラ）………………………………………… 84
　　1.6.3　データ収集法 ………………………………………………………… 89
　　1.6.4　データ処理 …………………………………………………………… 91
　　1.6.5　臨床応用 ……………………………………………………………… 92
　　1.6.6　PET装置 ……………………………………………………………… 97
　　1.6.7　おわりに ……………………………………………………………… 98

2.　機能代行機器

2.1　視神経電気刺激による視覚機能代行 ……………………………………… 99
　　2.1.1　視神経電気刺激の方法 ……………………………………………… 99
　　2.1.2　大脳皮質電気刺激による人工視覚 ………………………………… 100
　　2.1.3　人工網膜 ……………………………………………………………… 101
2.2　聴覚と触覚を利用する視覚機能代行 ……………………………………… 103
　　2.2.1　文字言語認識の支援 ………………………………………………… 103
　　2.2.2　環境認識の支援 ……………………………………………………… 104
2.3　聴神経電気刺激による聴覚機能代行 ……………………………………… 105
　　2.3.1　人工内耳 ……………………………………………………………… 105
　　2.3.2　コクレア方式の原理 ………………………………………………… 107
　　2.3.3　人工内耳の効果 ……………………………………………………… 107
　　2.3.4　改良型コクレア社製人工内耳の原理と効果 ……………………… 108
2.4　視覚と触覚を利用する聴覚機能代行 ……………………………………… 109
　　2.4.1　視覚を利用する方法 ………………………………………………… 109
　　2.4.2　触覚を利用する方法 ………………………………………………… 110
　　2.4.3　言語理解を補助する機器 …………………………………………… 111
　　2.4.4　言語表出を補助する機器 …………………………………………… 111
2.5　運動機能代行のための生体工学 …………………………………………… 112
　　2.5.1　運動機能の力学特性 ………………………………………………… 112
　　2.5.2　運動機能の制御特性 ………………………………………………… 114
　　2.5.3　運動機能障害の成因と種類 ………………………………………… 116
2.6　運動機能代行のための医工学技術 ………………………………………… 117
　　2.6.1　運動機能の計測と評価 ……………………………………………… 117
　　2.6.2　機能的電気刺激の原理と技術 ……………………………………… 119
　　2.6.3　人工筋肉の原理と技術 ……………………………………………… 120

- 2.7 運動代行機器 ……………………………………………………… 124
  - 2.7.1 義肢・装具 ……………………………………………… 124
  - 2.7.2 介助支援機器 …………………………………………… 129
  - 2.7.3 機能的電気刺激機器 …………………………………… 132
- 2.8 運動に付随する機能の代行 ……………………………………… 133
  - 2.8.1 平衡機能リハビリ装置 ………………………………… 133
  - 2.8.2 コミュニケーション支援機器 ………………………… 133
- 2.9 ロボット技術の応用 ……………………………………………… 136

3. 人 工 臓 器

- 3.1 人工臓器の概観 …………………………………………………… 140
  - 3.1.1 人工臓器の現状と将来 ………………………………… 140
  - 3.1.2 メディカルケアにおける人工臓器 …………………… 142
- 3.2 呼吸器系人工臓器 ………………………………………………… 143
  - 3.2.1 人工呼吸器・呼吸補助装置 …………………………… 143
  - 3.2.2 人 工 肺 ………………………………………………… 144
- 3.3 循環器系人工臓器 ………………………………………………… 145
  - 3.3.1 心臓ペースメーカ ……………………………………… 145
  - 3.3.2 人工血管・人工弁 ……………………………………… 147
  - 3.3.3 人工心肺・体外循環装置 ……………………………… 149
  - 3.3.4 人 工 心 臓 ……………………………………………… 149
- 3.4 代謝系人工臓器 …………………………………………………… 153
  - 3.4.1 人工透析・人工腎臓 …………………………………… 153
  - 3.4.2 人 工 膵 臓 ……………………………………………… 155
  - 3.4.3 人 工 肝 臓 ……………………………………………… 156
- 3.5 その他の人工臓器と再生医療 …………………………………… 157
  - 3.5.1 人工骨・人工関節・人工皮膚 ………………………… 157
  - 3.5.2 人工生体材料 …………………………………………… 158
  - 3.5.3 再 生 医 療 ……………………………………………… 159

引用・参考文献 ………………………………………………………… 160
索　　　　引 …………………………………………………………… 165

1 画像診断装置

1.1 画像診断装置の概要

1章で扱う医用画像診断装置は，体外からは直接見ることのできない体内の実質臓器や血管などの構造物を可視化（撮像）し，治療方針を決めるための診断画像を提供する装置である。その撮像装置は大きく2種類に分けられる。一つは撮像原理をまとめた**表1.1**に示すように体内構造物に体外からエネルギーを与え，そのエネルギーと構造物との物理的作用から生じる物理量を検出し画像化する装置である。もう一つは体内に内在するエネルギーを検出し画像化する装置である。後者の装置はいまだ研究段階のものであるので，ここでは日常臨床に供されている前者の装置について撮像の一般的原理を説明する。なお，本書では実質臓器を観察できる装置を対象とするので，臨床でよく使用されている画像診断装置として消化管内，気管支内の表面観察を行う内視鏡装置については割愛する。

表1.1 医用画像診断装置の種類とそれぞれの撮像原理に関する項目

画像診断装置	体外から与えるエネルギー	物理作用を生じさせる特殊環境	検出するエネルギー	コントラストを与える物理量	表示画像	主な造影剤	画像化法
X線診断装置	X線	—	X線	X線減弱係数	形態	非イオン性ヨード剤	検出強度マッピング
CT	X線	—	X線	X線減弱係数	形態	非イオン性ヨード剤	コンボリューション逆投影法
MRI	高周波磁場	静磁場 傾斜磁場	高周波磁場	スピン緩和時間 水素密度 動き速度 化学シフト	形態 血流速度 組織変位	Gd-DTPA	フーリエ変換法
超音波診断装置	パルス超音波（連続超音波）	—	超音波	音響インピーダンス ドプラ効果	形態 血流速度 組織変位	微小気泡	検出強度マッピング MMT法
核医学診断装置	放射性同位元素（体内注入）	—	ガンマ線	放射性同位元素密度	機能	—	計数値マッピング

1. 画像診断装置

本書で取り上げる医用画像診断装置（モダリティ）は以下の5種である。

① **X線診断装置**（diagnostic X-ray system）
② **X線CT診断装置**（computerized tomography, **CT**）
③ **磁気共鳴診断装置**（magnetic resonance imaging, **MRI**）
④ **超音波診断装置**（ultrasonic diagnosis equipment）
⑤ **核医学診断装置**（nuclear medicine）

1.1.1 撮像の一般的原理・概要

上記の診断装置名は使用する撮像エネルギーの種類に対応している。**図1.1**にそれぞれの撮像原理の概要を示す。

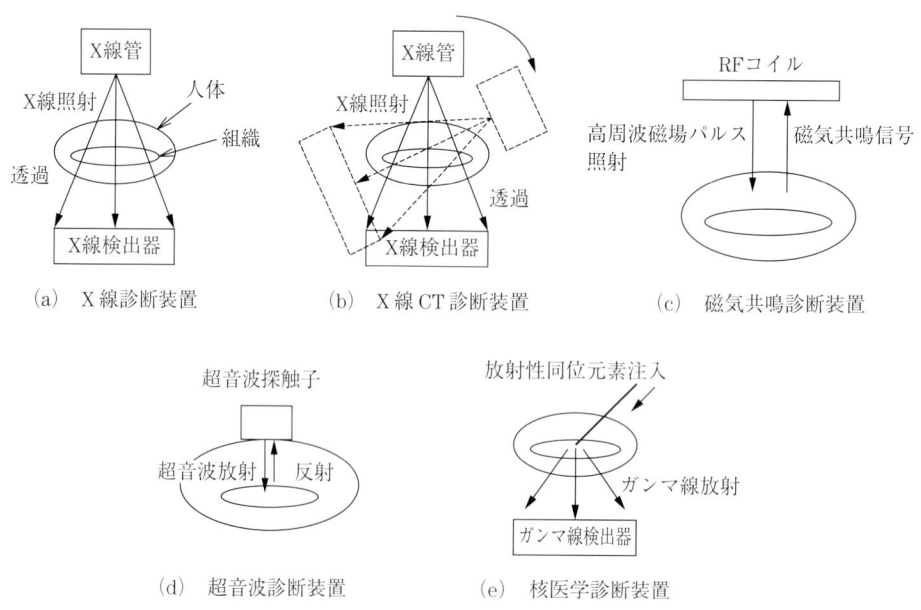

図1.1 撮像原理の概要

X線診断装置，CTはX線管から発生されるX線エネルギーが体内を透過する際に各組織のX線減弱係数の差に応じたX線検出器上での信号値の差を画像の明暗の度合いを表すコントラスト（画像の明暗の度合いを表す）パラメータとして画像化する装置である。X線診断装置はX線管に対向して配置された2次元検出器上の信号値をそのままマッピングしているのに対して，CTではX線をある厚みをもった薄いX線面に対向した1列，あるいは複数列のX線検出器上の信号値を，異なる角度で撮像された複数の投影画像からコンボリューション逆投影法といわれる再構成アルゴリズムによって断層面を画像化するものである。

超音波診断装置は可聴音域を超える周波数を有する音（超音波）をある厚みをもった薄い超音波ビーム面として体内に送信し，体内組織からの音の反射を検出して画像化する装置で

ある。この反射率は組織の密度と音速で決まる音響インピーダンスの差によって決まり，ビーム面内での反射信号を画像化している。また，ドプラ効果を利用して動きのある血流や心筋を画像化できる。

MRIは体内に多く存在する水の原子核にある磁気スピンの磁気共鳴現象を利用したもので，1T（テスラ）前後の静磁場によって磁気共鳴現象による信号を検出可能なレベルとし，高周波磁場パルスを照射することにより組織における水素原子の密度，磁気共鳴現象における緩和時間の差をコントラストパラメータとしている。得られる検出信号情報は他のモダリティとは異なり実画像情報ではなく周波数画像情報と呼ばれるもので，フーリエ変換と呼ばれる手法によって周波数画像から実画像を再構成し画像化するものである。

核医学診断装置は体内に投与された放射性同位元素で標識したトレーサである化合物や放射性医薬品から放出されるガンマ線を検出し画像化するものである。トレーサは疾患の生化学的な機序に応じて特異な分布を示すのでそのガンマ線密度をコントラストパラメータとして表現することで機能画像として用いられる。

1.1.2 各モダリティの時間・空間分解能

一般に医用画像に求められる三つの性能は，空間分解能，時間分解能，そしてコントラスト分解能である。カメラ撮影に例えれば，空間分解能は画像の細かさ，時間分解能はシャッタースピード，コントラスト分解能は画像の鮮明度に対応する。

まず，空間分解能に関しては血管がどのレベルまで見えるかというのがポイントとなる。**微小血管**（capillary）レベルでは個々の血管の画像化は困難であるが，ある組織における微小血管の集まりとして**血流灌流**（パフュージョン）をすべてのモダリティにて画像化している。ついで，内径0.2 mm前後の細動脈ではX線診断装置と体表面に限れば超音波診断装置，内径0.5 mm以上の小動脈以上ではX線診断装置，CT，超音波診断装置，MRIにて撮像可能である。ただし，動きの大きい心臓の冠動脈については左主管動脈，左右冠動脈の第二分枝まではCT，超音波診断装置，MRIでも撮像可能であるが，それらより細い冠動脈については日常臨床上ではX線診断装置のみが使えるレベルである。

時間分解能を考えるうえでのポイントは心臓の動きを捉えることができる時間である。第一の目安として1秒間に30枚以上の撮像をできること，すなわち33 ms以内となるが，これを連続的に撮像可能となるのはX線診断装置と超音波診断装置である。第二は心臓機能を見るうえで重要となる拡張末期の画像を撮像できる時間100 msである。この場合はX線診断装置，超音波診断装置はもちろんのこと最新の高速回転CT，高速MRIで可能となってきている。なお，心電同期と呼ばれる方法を用い複数心拍分の撮像画像を利用することでCT，MRIでも見掛け上は上記の33 ms撮像は可能となる。

コントラスト分解能を考えるうえで重要な点は実質組織の形態が識別できることにある。もう一つのポイントは同一組織において疾患部位と正常部位とが鑑別できることにある。前者は組織間の細胞レベルの性状，後者は疾患部位の細胞変性に対する撮像方式の感度の違いによる。形態診断の世界ではMRIが軟部組織では最も高く，機能診断では核医学診断装置が最も高い。表1.1に示した造影剤はコントラスト分解能を高めるために用いたものである。

以上から三つの分解能においてすべて高い性能を有するモダリティはなく，診断する疾患部位や疾患の進行時期に応じて最適な一つのモダリティを用い，さらに他のモダリティを補完的に用いることが一般的に行われている。

1.1.3　2次元画像から3次元画像への撮像法の進展

従来はX線診断装置，CT，超音波診断装置は撮像画像として2次元画像が中心であったが，最近は組織などを立体的に捉える3次元撮像技術も行えるようになってきている。CTではヘリカルスキャンと呼ばれる撮像法の普及により3次元CT画像が日常臨床で使われてきており，MRI，核医学診断装置は原理的に3次元撮像法を行うものであるが，特にMRIでは高速撮像法によって空間・時間分解能が向上し，臨床への適用が図られている。**図1.2**[†]に示すようにCT，X線診断装置，超音波診断装置，およびMRI（マルチスライス撮像の場合）による複数の2次元画像データ，あるいは核医学診断装置，MRI（3次元撮像の場合）による3次元画像データに対して，一般的には等方的なボクセルを有するボリュームデータに再構築（リサンプリング）したうえで，ボリュームレンダリングと呼ばれる手法などによ

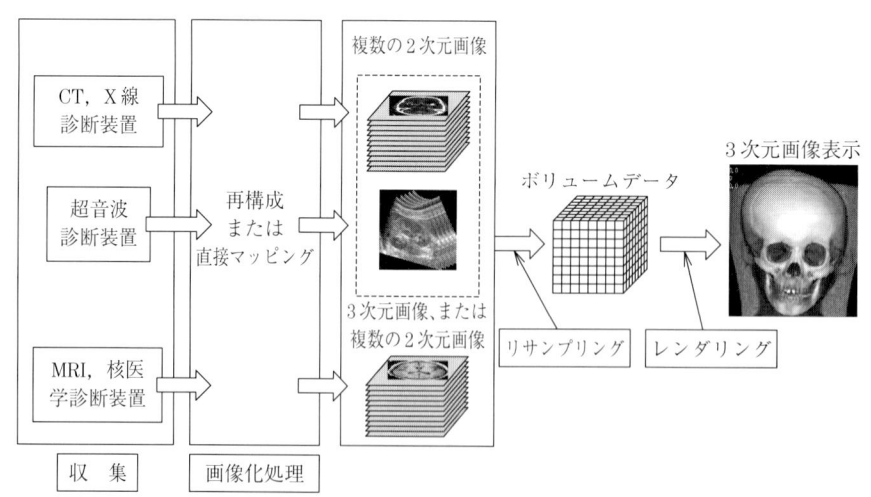

図 1.2　3次元医用画像

[†] 図1.2のボリュームデータはディジタル情報として病院情報システムの一部として運用されるようになってきている。

り立体的に見える2次元画像に投影変換（レンダリング）することでボリュームデータを2次元表示デバイス上に表示する。

1.2 X線診断装置

1.2.1 概要と歴史

X線診断装置はX線管から発生されるX線エネルギーが体内を通過する際に各組織のX線減弱係数の差に応じた陰影像として画像化する装置である。この診断装置は医用画像診断モダリティの中で最も長い歴史をもち，形態学的信頼性が高く，高い空間分解能を有しており，その長い歴史からも基本的なモダリティと位置付けられている。特に，X線造影剤を利用した血管造影画像は手術計画の際の確定診断画像として揺るぎない存在となっている。

さて，X線診断装置の歴史は1895年のレントゲン（Roentgen, ドイツ）が真空放電の実験中に，放電のたびに蛍光物質が光ることに気づき，放電管から出て蛍光物質を光らせる"目に見えないなにか"新種の光として**X光**（X-strahlen），つまり**X線**の発見から始まった。以来，人体イメージング用のX線管は1918年にクーリッジ（Coolidge, アメリカ），またX線検出器として臨床にて最も多く使用されているX線フィルムは1898年にレビィ（Levy, ドイツ），イメージインテンシファイアは1934年にホルスト（Holst, ドイツ）がそれぞれ原型を確立し，現在に至っている。

1.2.2 画像撮像の原理

X線診断装置の基本的な構成を**図1.3**に示す。X線管で発生したX線が人体を通過する過程で吸収・散乱を受け，その結果として減弱したX線がX線検出器にて可視光像に変換

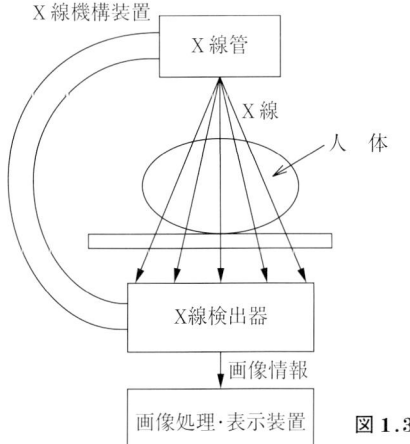

図1.3　X線診断装置の概略構成

されることになる。その後，可視光像を直接，あるいはいったん，ディジタル化し画像処理を施した後にフィルムやモニタ上で観察することになる。

以下に撮像の原理の理解のために，X線の発生から画像観察に至るまでの過程を順を追って説明する。

〔1〕 X線とその物理的性質

X線は電磁波，つまり**フォトン**（photon）であり，その波長は他の電磁波である可視光に比べきわめて短い。このフォトンは**図1.4**のX線管の構造図に示すように陰極側にあるフィラメントによって熱せられた電子（熱電子）がターゲットと呼ばれる陽極側の金属に衝突することによって発生する。その発生機序は，ターゲットに入射した熱電子の一部が**図1.5**に示すように，熱電子に比べて質量が圧倒的に大きいターゲット金属（タングステンなど）

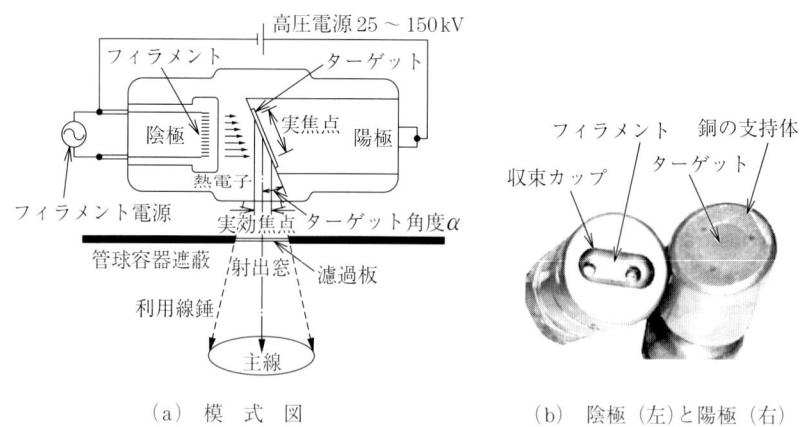

(a) 模式図　　　　(b) 陰極（左）と陽極（右）

図1.4 X線管の構造[2]†

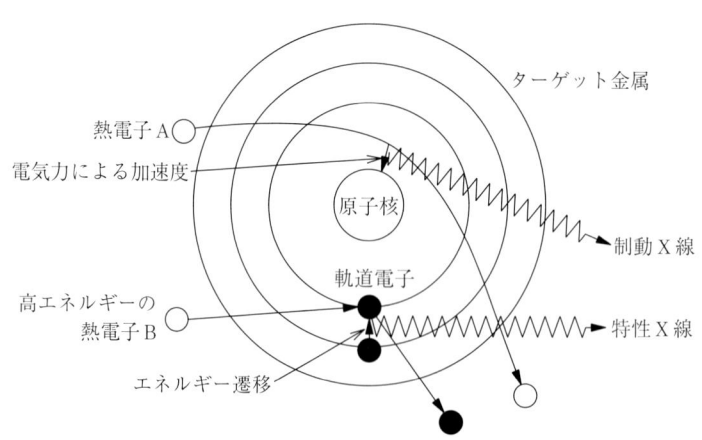

図1.5 X線発生の機序

---

† 肩付数字は，巻末の引用・参考文献の番号を表す。

の原子核の強い電気力によって急速に曲がる際に生じる大きな加速度によって電磁波が発生するものである．このように発生する波長の短い電磁波を制動X線といい，これがX線診断装置で利用されるX線である．

X線管の構造において陰極に対する陽極側の電圧を管電圧というが，この管電圧の増加に応じて発生するX線量，すなわちフォトン数が**図1.6**のごとく増加する．なお，この図よりX線はフォトンのエネルギーに山なりの連続的な分布をもつことから連続X線とも表現される．また，管電圧が75 kV以上になると連続的分布の中に線状のX線成分が重畳されていることが分かる．この線状のX線成分は，管電圧の増加，つまりターゲット金属に衝突する熱電子のエネルギーが増えると，図1.5に示すように高エネルギーを有する熱電子Bが金属を構成する軌道電子を弾き飛ばすため，別の軌道にある電子が遷移することで発生するもので，この遷移時のX線エネルギーがターゲット金属の特性に依存するので"特性X線"と呼ばれる．

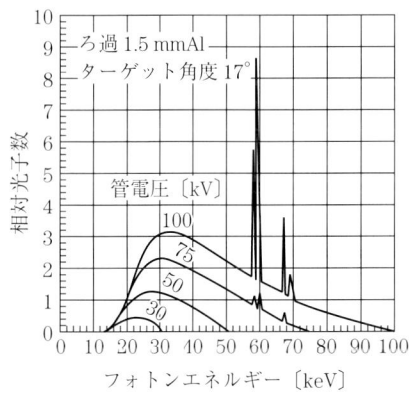
図1.6 連続X線スペクトル[2]

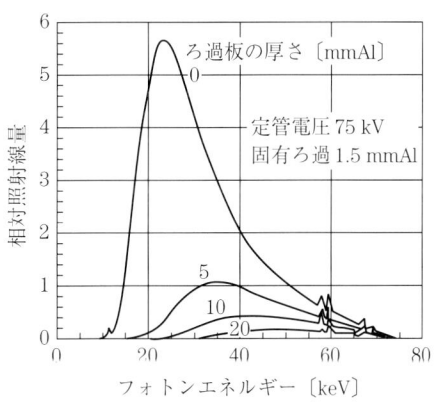
図1.7 X線減弱に伴うX線スペクトルの変化[2]

X線の透過性の強さを線質という．連続X線分布においてフォトンエネルギーの低いX線成分は透過性が弱く"軟らかい"線質と呼ばれ，逆にフォトンエネルギーの高いX線成分は透過性が強く"硬い"線質と呼ばれる．**図1.7**に透過させるアルミニウム板の厚みを0〜20 mmまで変えたときのX線減弱に伴うX線スペクトルの変化を示す．この図から軟らかいX線が早く吸収され，硬いX線が相対的に残る，つまり山なりの連続X線の山のピークが高い光子エネルギー側に移ってくることがわかる．この現象を**線質硬化**（ビームハードニング）といい，特にX線CTの画質に影響を与える原因となる．

〔2〕 **X線と人体との相互作用**

図1.8に示すようにフォトンであるX線は人体を通り抜ける際に人体を構成する原子との相互作用を受け，入射X線エネルギーの小さい順から光電効果，コンプトン散乱，電子

8　1. 画 像 診 断 装 置

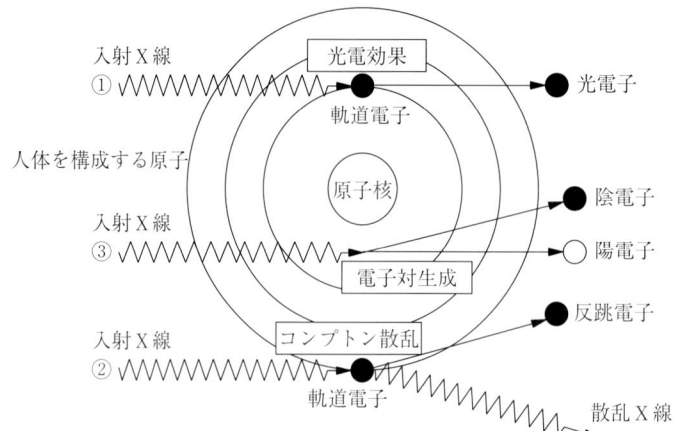

図 **1.8**　X線と物質との相互作用

対生成と呼ばれる物理現象によって吸収される。人体の撮影に用いるX線のエネルギー領域ではコンプトン散乱までが対象となり，光電効果が主たる吸収の原因である。

さて，光電効果，コンプトン散乱ともにフォトンを照射された物質が電子を放出する現象であるが，光電効果の場合はフォトン自身は消滅し，光電子が放出される。X線画像でコントラストが付く理由は特にこの光電効果が組織によって異なりX線の吸収量に差が生じ，結果として組織によるX線減弱係数に差が生じるためである。このX線減弱係数を μ 〔m^{-1}〕，入射フォトン数を N_0 とおくと，フォトンが x〔m〕進んだ位置におけるフォトン数 $N(x)$ はX線減弱の**指数関数則**（exponential law）に従って以下のように求められる。

$$N(x) = N_0 \exp(-\mu x) \tag{1.1}$$

一方，コンプトン散乱ではフォトン自らは消滅することなくエネルギーと方向を変え，反跳電子と呼ばれる電子を放出する。この現象で散乱したX線はさらに他の原子で散乱する多重散乱となる。後述するX線検出器では基本的にはこの散乱X線は撮像という観点では不要な成分である。また，撮影時に被検者の近傍にいる検査者が浴びるX線はこの散乱X線によるものと考えてよい。

X線による被曝とは，上記のX線と物質との相互作用で生じた高速電子（光電子，および反跳電子）が通り道にある物質を電離して生物に影響を与えることである。このような観点でX線を電離放射線と呼ぶ。

なお，放射線とは広い意味ではX線や放射性物質から放出されるガンマ線などの電磁波（フォトン），ウランから放射される α 線，β 線や癌治療に用いられる重粒子線（高速に走る炭素原子核）などの荷電粒子線（電子，あるいは原子核），および中性子線が含まれる。

〔**3**〕　**X線の単位と安全性**

X線の量を表す単位には複数あり，以下のように使い分ける。

① 前述の物理学的な観点のものとして吸収線量と呼ばれる量を考え，物質 1 kg につき

1 J のエネルギーの吸収が起こる線量を Gy（グレイ）と呼ぶ。
② 放射線障害防止という観点で X 線を捉える目的で，上記の吸収線量に対して生物学的効果比(RBE)と呼ばれる補正値を掛けた値として Sv(シーベルト)という単位を用いる。ここで，生物学的効果比とは同一の生物に対する治療を目的とした放射線の治療効果の大きさを表す指標で，X 線ではほぼ 1 なので吸収線量との数値的な差はないといえる。
③ 組織別の被曝を問題とする放射線防護の観点で，吸収線量に RBE と組織荷重係数と呼ばれる補正値を掛けて全身に渡って合計したものを実効線量と呼び，単位は Sv（シーベルト）である。

X 線の安全性の考え方は患者自身の健康に関して，益が害を上回る見込みがあるかどうかの適応の判断を重視することにある。この場合の"益"は"患者自身の健康に関する益"であり，X 線診断によって疾患が発見され治癒されることによる利益である。一方，"害"は電離放射線である X 線による癌発生のリスクである。このリスクは被検者の年齢，癌の種類などによって異なる。以下に X 線診断装置による被曝がどの程度であるかを考えるうえでの参考値を示す。
① 人工的な放射線がなくても，自然界に存在する放射線にわれわれはつねにさらされているが，この自然放射線による被曝は一人年間 1～3 mSv である。
② 放射線技師のような放射線作業従事者には，医療法や国連科学委員会（ICRP）で年間 50 mSv という値が一般職業人に比べて発癌率において有意の差を生じない許容線量として定められている。
③ 一部の悪性腫瘍は 200 mSv を超えると有意に罹患率が増えるという統計が報告されているが，それ以下の低被曝では被曝線量と発癌率との相関関係はこれまでの調査で検知されていない。

X 線診断装置では例えば胃 X 線検査で 1 検査当り 0.6 mSv，胸部 X 線検診で 0.05 mSv 程度であり，十分に低いレベルの線量を使用していると考えられる。

1.2.3 X 線検出器

前記の X 線減弱過程で人体を通り過ぎたフォトンである X 線が X 線検出器によって撮像されることになる。X 線検出器は X 線を可視光（あるいは紫外光）に変換する X 線蛍光体を用いる方式が基本となる。この蛍光体は 2 次元面上に形成され，その 2 次元蛍光画像を撮像する方式として以下の 4 種類が主流となっている。
① 蛍光画像をそのままフィルム上に焼き付け固定する増感紙-X 線フィルム方式
② 蛍光画像を**イメージインテンシファイア**（image intensifier, **II**）と呼ばれる電子増倍管にて感度を上げたうえで TV カメラにて撮影し電気量に変換する II-TV 方式

③ 一時的に蛍光画像を記憶できる**イメージングプレート**（imaging plate，**IP**）を用いる IP 方式

④ 蛍光画像を半導体にて電気信号に変換するフラットセンサ方式（間接変換）

また，蛍光体を用いずに X 線を直接電気信号に変換する方式がある。これは上記のフラットセンサ方式の一種で直接変換方式と呼ばれる。以下に各方式について説明する。

〔1〕 増感紙-X 線フィルム方式

増感紙-X 線フィルム方式はフィルムカセッテともいわれ，この方式による直接撮影が一般に "レントゲン撮影" と呼ばれ，最も頻繁に利用されている。**図 1.9** に通常使用されている増感紙-X 線フィルムの断面構造を示す。基本的には X 線フィルムが中心にあり，それを挟む形で両側に増感紙が X 線フィルムに密着するように配置されており，感光性の X 線フィルムを遮光する目的のために全体がカセッテで覆われている。増感紙は感光性の X 線フィルムの感度を増大させるために X 線を可視光に変換する目的のためのもので，**図 1.10** のごとく表面保護層，蛍光体層，支持体の 3 層構造となっている。X 線の可視光への変換は蛍光体層で行われる。この蛍光体層の可視光への変換と X 線フィルムに対する増感紙の二重構造により X 線感光感度は 500 倍以上となっている。

増感紙の蛍光体層からの可視光を受光する X 線フィルムは**図 1.11** に示すように支持体と

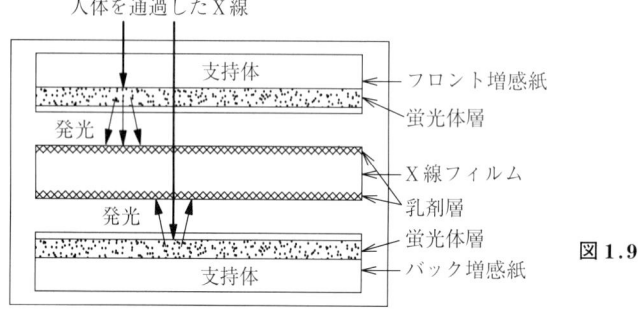

図 1.9 増感紙-X 線フィルムの断面構造

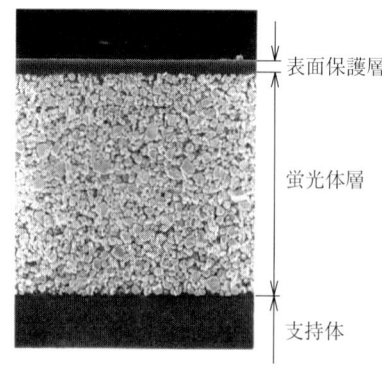

図 1.10 増感紙の断面写真[2]

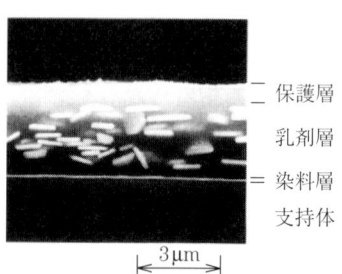

図 1.11 感材の断面写真[2]

その両側の乳剤層から構成されている。乳剤層には感光性の高いハロゲン化銀粒子が均一に分散されており,この銀粒子が吸収される光の量に応じて黒化することで,最終的に組織におけるX線減弱係数の差に起因するコントラストがフィルム上での白黒陰影画像として表現されることになる。

〔2〕 II-TV方式

IIは,入力蛍光面に受けたX線を可視光像に変換し出力するX線検出器である。この方式は後述するX線TV装置や血管造影装置の検出器として広く使われている。

IIの構造を**図1.12**に示す。まず,人体を透過してきたX線が円形の入力蛍光面で可視光に変換され,さらにいったん,光電陰極と呼ばれる金属電極での光電効果(1.2.2項〔2〕)によって光電子に変換される。この光電子は電子レンズと呼ばれる作用で収束加速されて出力蛍光面に衝突して,再び可視光像に変換される。この過程で出力蛍光面上の明るさは入力蛍光面の明るさの約1万倍にもなり,このことが"増倍管"と呼ばれるゆえんである。最後にその縮小された可視光像をTVカメラ(またはCCDカメラ)によって撮影し,電気信号に変換する。

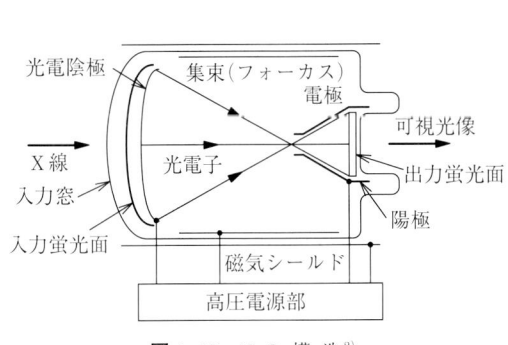

図1.12 IIの構造[2]　　**図1.13** IPによるX線画像形成の原理[2]

このIIの種類は円形入力面の大きさによって,6インチから16インチ程度まであり,使用する装置の用途によって使い分けられる。

〔3〕 IP方式

この方式で用いられるIPは蛍光面画像を一時的に記憶できる性質を有しており,以下に説明する方法でその一時記憶画像を読み取ったうえで,再利用可能な状態に戻せるものである。**コンピューテッドラジオグラフィ**(computed radiography, **CR**)はこの方式を利用している。

図 1.13 に IP による X 線画像形成の原理図を示す。まず，人体を透過してきた X 線が輝尽性蛍光体と呼ばれる特殊な蛍光体面に入射するが，この段階では他の蛍光体面とは異なり可視光像とはならず，入射した X 線強度に比例したエネルギーが輝尽性蛍光体内に蓄積された状態となる。ついで，図 1.14 に示すような読取りスキャナにて，IP 面上をレーザ光によって走査することによって，蓄積されたエネルギーは輝尽発光と呼ばれる過程で可視光に変換され，その可視光を II - TV 方式で説明した光電子増倍の原理を利用した光電子増倍管を用い，電気信号に変換するものである。

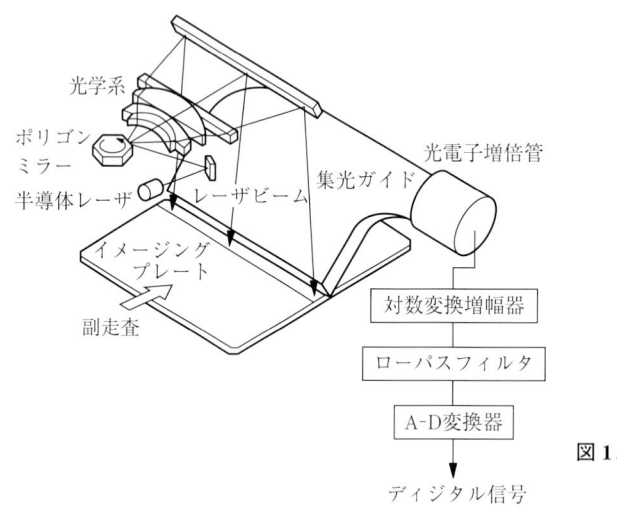

図 1.14 IP における読取りスキャナの構成[2]

最後に IP 面の全面に光（消去光）を照射して，IP を撮影前の状態に戻し，繰返し使用を可能とする。

〔4〕 フラットセンサ方式

フラットセンサは液晶ディスプレイに使用されている技術を利用して，概念として X 線フィルムと同等の大きさの面上に形成された X 線画像をそのままディジタル信号に変換する X 線検出器である。図 1.15 にフラットセンサの構造を示す。まず，人体を透過してきた X 線が X 線受光部に入射し，X 線エネルギーに比例した電荷がその受光部で発生する。液晶ディスプレイに使われている**薄膜トランジスタ**（thin film transistor，**TFT**）**アレイ技術**と呼ばれる技術を用いてこの電荷が一つひとつの画素に相当する TFT から読み出され，電気信号に変換される。

上記の電荷を発生させる受光部の方式の違いで図 1.16 に示す間接変換方式と直接変換方式に分類される。間接変換方式は増感紙と同様にいったん，X 線蛍光体（シンチレータ）にて X 線を可視光に変換したうえでホトダイオードと呼ばれる電子素子にて可視光を電荷に変換する方式である。一方，直接方式は光導電体と呼ばれる層の中で直接的に X 線を電荷

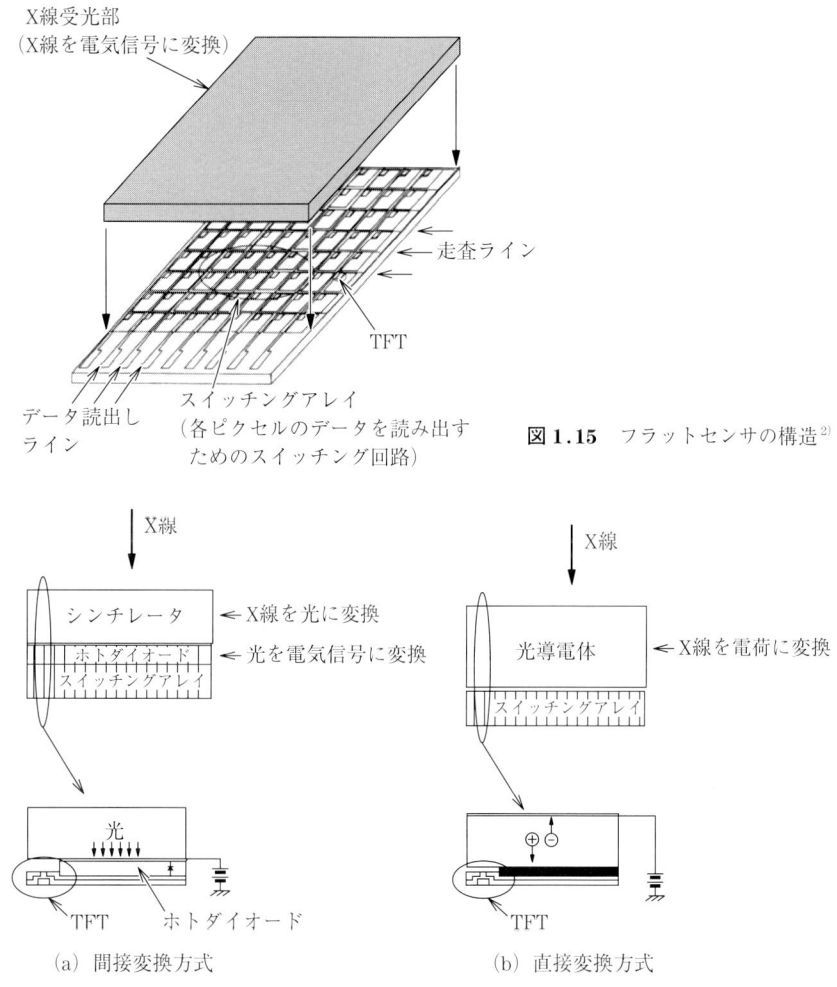

図 1.15　フラットセンサの構造[2]

図 1.16　フラットセンサの種類[2]

に変換するものである。

このフラットセンサは**フラットパネルディテクタ**（flat panel detector, **FPD**）とも呼ばれる。フラットセンサ方式はⅡ-TV方式に比べて格段に薄く，軽量であり，X線被曝量の低減や画質も向上することから，今後普及が期待されている。

1.2.4　X線診断装置の種類と構成

X線診断装置は図1.3で示したように基本的には高電圧装置とX線管よりなるX線発生装置，X線検出器，それらの保持装置と患者撮影台を含むX線機構装置，および増感紙-X線フィルム方式以外の方式におけるX線画像処理・表示装置によって構成されている。X線診断装置はこれらの各装置，および各装置内の異なる構成要素の組合せによって，診断目的別に消化器系診断用，循環器系診断用，あるいは乳房診断用など15種類前後と，かなり

多岐に分類されている。

以下では代表例として消化器系診断用システムと循環器系診断用システムについて臨床応用例を含めて説明する。

〔1〕 消化器系 X 線診断用システム

消化器系 X 線診断用システムは食道，胃，大腸などの消化管を中心に肝臓，胆嚢(たんのう)などの疾患に対する画像診断に用いられるシステムである。

消化管の診断は，硫酸バリウム製剤などの陽性造影剤（X 線吸収目的の液剤）と空気や炭酸ガスなどの陰性造影剤（X 線透過目的の発泡剤など）の2種類の造影剤を併用した二重造影法の普及によって進歩してきており，システムもその造影手法に適合した機能を中心に改善発展してきた。

消化器系 X 線診断用システムは被検者を乗せる天板（テーブル）に対して X 線管（チューブ）の位置によって図 1.17 に示す2種類の構成があり，おのおのオーバテーブルチューブタイプとアンダテーブルチューブタイプに分類される。いずれの場合も二重造影法検査のために被検者を載せて起倒，および位置決めなどの動作を行うことができる機構となっている。II-TV 検出器によって得られた画像を TV モニタ上の X 線透視（少ない X 線線量で連続的に撮影すること）像として観察することになるが，II の X 線蛍光面側にあるスポット撮影装置は，撮影すべき部位や体位を選択した瞬間に増感紙-X 線フィルムを撮影位置にすばやく搬送し，X 線曝射し撮影を行うための装置である。

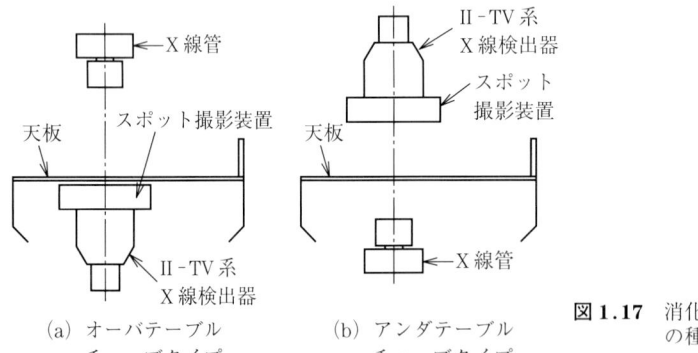

(a) オーバテーブル
　　チューブタイプ

(b) アンダテーブル
　　チューブタイプ

図 1.17　消化器系X線撮影台の種類[2)]

図 1.18 に遠隔操作式消化器系 X 線撮影装置の概観写真を示す。遠隔操作式装置は，別室の操作室から被検者を観察し，インターフォンで被検者と対話しながら X 線 TV モニタを見て，体位変換，透視，照射野の選択などが遠隔操作できるものである。II-TV 検出器の開発以来，消化器系疾患の多い日本では，このタイプの装置が発達普及している。

一方，図 1.19 に示す近接操作式消化器系 X 線撮影装置は操作部がスポット撮影装置，および X 線透視撮影台に付いていて，操作者が被検者の近くで操作する装置である。したが

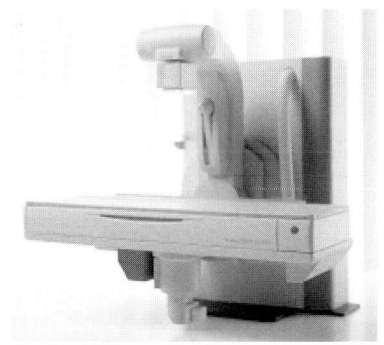
図1.18 遠隔操作式消化器系
X線撮影装置の概観写真

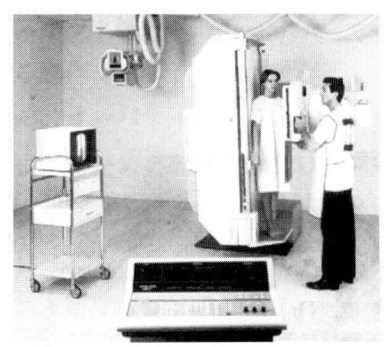
図1.19 近接操作式消化器系
X線撮影装置の写真[2]

って，被検者への指示が与えやすく被検者に与える不安感が少ない，撮影すべき部位への位置決めや圧迫が行いやすいなどの特徴があり，幼児や老人，重症患者など自分で動くことのできない患者の診断に適している。

図1.20に代表的な消化管のX線画像例として胃，大腸の画像を示す。

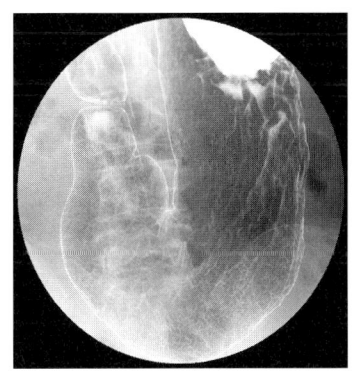
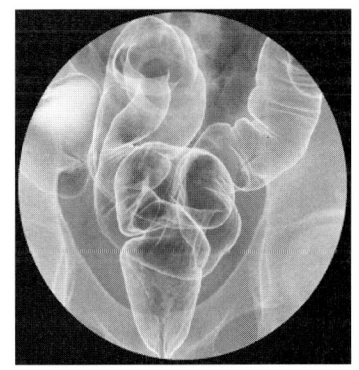

(a) 胃のX線二重造影画像　　(b) 大腸のX線二重造影画像

図1.20　消化管のX線画像の例

〔2〕 **循環器系X線診断用システム**

循環器系X線診断用システムは心臓を養っている冠動脈を中心に心臓，全身血管疾患に対する画像診断に用いられるシステムである。血液が流れる内腔も含む血管は他の組織に対してX線減弱係数の差がなく，そのままではX線による画像化はできないので，血管の中にカテーテルを挿入してヨード系血管造影剤（陽性造影剤）を注入し，その血管造影剤を連続的にX線撮影することで血管撮像を行う。

この血管造影検査は被検者をできるだけ動かすことなくあらゆる方向から血管の観察ができることが求められるため，前述の消化器系X線診断用システムとは異なり，**図1.21**に示

16　　1. 画像診断装置

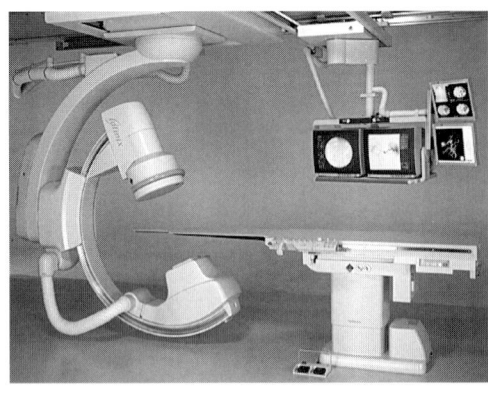

図1.21　全身血管撮影システムの写真

すシステムの写真のように天板と撮影系が独立した構造となっている。天板は水平に保持され，撮影系であるX線管装置とII-TV系がC形のアームの両端に取り付けられ，このCアーム部の回転とスライドの組合せによってX線の投影方向を自在に変えられる構造を有しているシステムが多い。

1.2.5　DSA画像処理

X線フィルム以外の間接撮影装置ではほとんどの場合，電気信号である画像情報をディジタル情報に変換したうえで，より診断しやすい画像を提供するためにコンピュータによって画像処理を行い表示する。この画像処理の中で主に上記の循環器系X線診断用システムにて用いられる画像間演算を利用した**DSA**（digital subtraction angiography）について以下に説明する。

図1.22に示すように造影後の画像（live image，**ライブ像**）から造影前の画像（mask image，**マスク像**）を差し引くことで造影血管像を抽出する方式をDSAと呼ぶ。このとき，

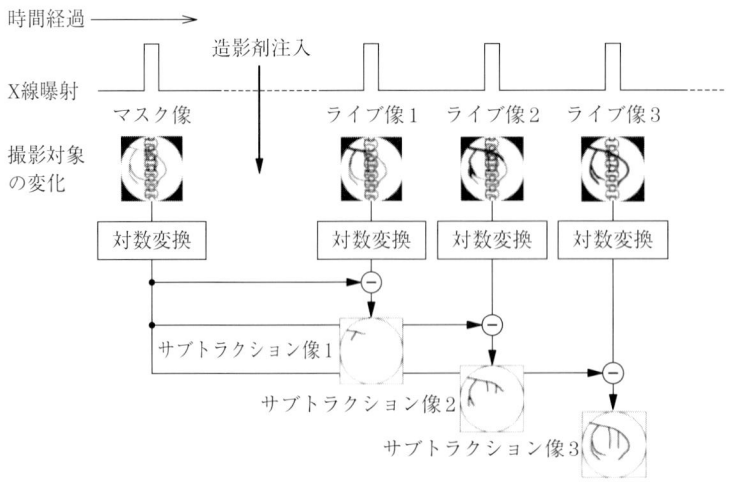

図1.22　DSAの原理[2]

差し引きには対数変換した画像データを用いる。つまり，式(1.1)に従い，マスク像の透過X線強度は被験者により以下のごとく減弱するが

$$I_m = I_0 \exp(-\mu x) \tag{1.2}$$

ここで，I_m はマスクの透過X線量，I_0 は被験者の入射X線量，μ は被験者のX線減弱係数，x は被験者の厚さである。

一方，造影剤のある血管構造を含むライブ像の透過X線強度は以下のごとく表せる。

$$I_c = I_0 \exp(-\mu x - \Delta\mu\Delta x) \tag{1.3}$$

ここで，$\Delta\mu$ は造影剤のX線減弱係数，Δx は血管の厚さである。

マスク像とライブ像に対数変換を行い，引き算を行うと

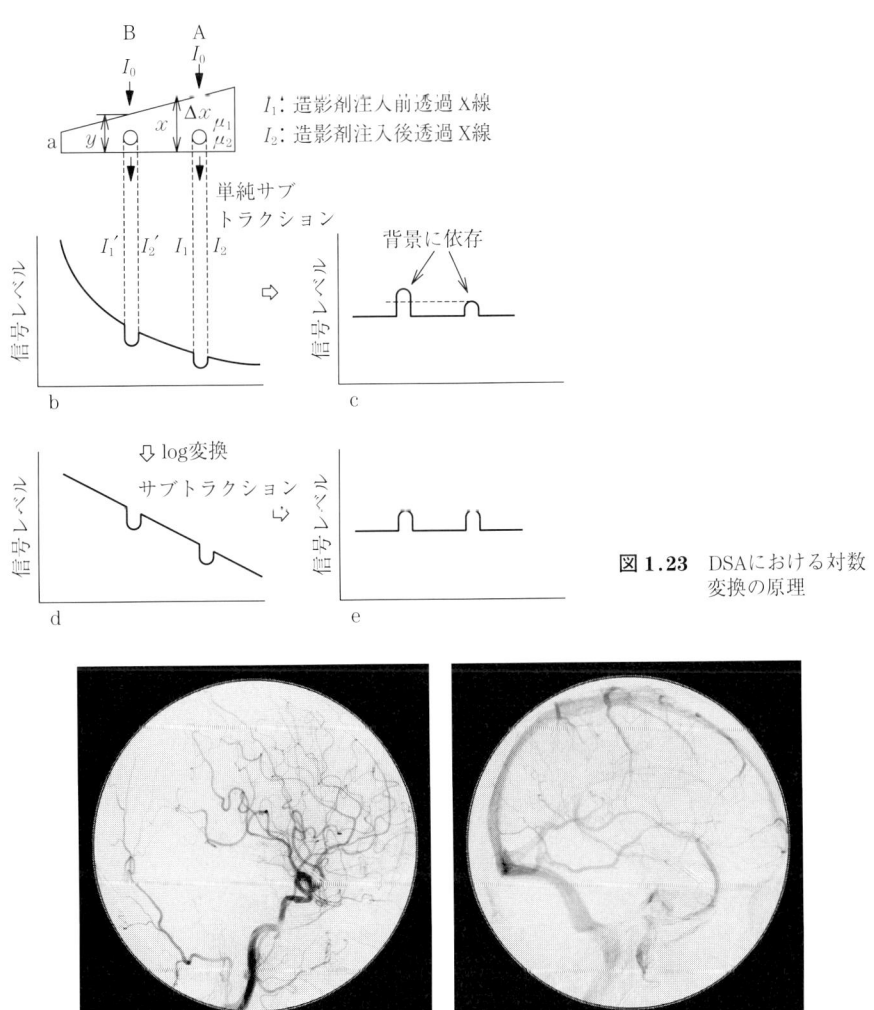

図 **1.23** DSAにおける対数変換の原理

(a) 脳動脈DSA像　　　　(b) 脳静脈DSA像

図 **1.24** 脳血管DSA画像の例

$$\log I_m - \log I_c = (\log I_0 - \mu x) - (\log I_0 - \mu x - \Delta\mu\Delta x) = \Delta\mu\Delta x \qquad (1.4)$$

となり，血管以外の背景の X 線減弱係数 μ，厚み x が除去され，注入された造影剤だけの画像を得ることができる．すなわち図 **1.23** に示すように，背景が薄い厚いにかかわらず血管の濃度は一定の信号として画像化されるのである．

図 **1.24** に DSA 処理によって画像化された脳血管 DSA 画像を示す．

1.3　CT

1.3.1　概要と歴史

〔1〕 **CT とは**

CT とは**コンピュータ断層撮影装置**ともいい，computed tomography（あるいは computerized tomography など）の略である．以前は **CAT**（computed axial tomography）ともいった．1.3 節では，狭い意味の CT，すなわち医療用の X 線 CT を扱う．これは，人体に X 線を各方向から照射し，透過した X 線分布から内部の X 線減弱係数（X 線の通しにくさの度合い）の分布を計算で求め，断層画像として表示するものである．

原理的には，計測手段として X 線以外の媒体（例えば赤外線，マイクロ波，超音波など）を用いるものもあり得るし，画像化対象としては人体とは限らないわけで，狭義の CT と類似の画像計算原理を用いて断層画像を得るものを総称して，広義の CT という場合もある．しかし，これらは医療の世界でまだ確かな地位を築いていない．図 **1.25** に CT 装置外観例を示す．

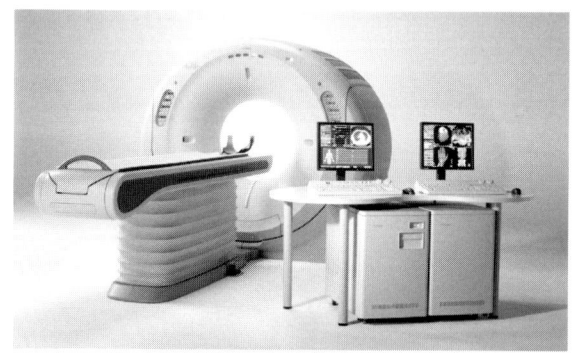

奥はX線管やX線検出器などのスキャン機構の入った架台。
右手前は操作卓。左手前は寝台

図 **1.25**　CT装置外観例

〔2〕 **歴史と普及状況**

CT が，体内を断面像で可視化する初めての手段として臨床実験に成功したのは 1971 年であった．医学における CT の意義はきわめて重大なものであったが，このことは，開発者

のハウンスフィールド（Godfrey Hounsfield, イギリス）および，それ以前に理論研究していたコーマック（Allan Cormack, アメリカ）とが，わずか8年後の1979年にノーベル医学生理学賞を受賞していることからもうかがえる。

その後も普及と性能向上は進み，種々の画像診断装置が発展した今日においても最も枢要な診断手段の一つとなっている。日本においては2003年現在において，およそ12000台のCTが稼働している。全世界では，正確な見積もりは難しいが，40000台近いCTが稼働していると推測される。日本は，人口当りの普及台数では明らかに世界最高であり，技術開発や臨床の場での最新のCT診断技術などの点でも，欧米をしのぐCT大国なのである。**表1.2**に2003年のCT稼動台数推計を示す。

表 1.2 2003年のCT稼働台数推計

日 本	アメリカ	ヨーロッパ	その他	合　計 (台)
12 000	14 000	7 000	5 000	38 000

〔3〕 種々の画像診断装置の中での位置づけ

CTを，他の画像診断装置，すなわちX線診断装置，MRI，核医学診断装置（SPECT，PET），超音波診断装置と比べてみよう。

① CTの空間分解能は0.5 mm前後が典型的であり，X線診断装置には及ばない。しかし他の画像診断装置よりも一般的に勝る。

② CTの濃度分解能（軟部組織の描出能力）は，同じX線を用いるX線診断装置とは比較にならない優れた濃度分解能を有する。MRIには及ばないが，その他の画像診断装置に比べても優位である。

③ CTの時間分解能（被検体の経時的変化を高速に観察する能力，動くものをストップモーションで捉える能力）は，X線診断装置と超音波診断装置には及ばない。しかし，近年の高速CTは，MRIでは得られない時間分解能を示す。

④ CTは基本的に，臓器や病変の形態を示す"形態画像"を得るものである。CTでできる"機能画像"としては，造影剤の助けを借りて血液循環動態を画像化することは得意である。しかしそれ以外の機能（脳機能，代謝，心機能など）の画像化については，核医学診断装置には遠く及ばず，MRIにも及ばない。これは，CTの画像情報を得る手段がX線であり，X線の透過度に反映されない情報は画像化できないという制約から来る。

⑤ 機動力（簡便さ，迅速さ）や検査効率の点では，見方によるが最も優れているかもしれない。よほど巨大な患者でなければ検査不適応ということはほぼない。CT室に入れば即時に検査開始でき，通常の検査なら新鋭機の場合は数分で患者を解放できる。操作時に設定するパラメータもさほど多くなく，検査技師の技術で画像が大きく異なること

もなく，得られる画像は再現性に優れている。

以上を概括すると，CTは，突出した能力には欠けるがほとんどの側面でかなりの能力を有し，これが広範な使途の背景となっている。しかしながら，電離放射線による被曝は核医学診断装置やX線診断装置による一般的検査よりも大きい。特に妊婦や乳幼児への適用に当ってはこの面の配慮は必要である。

1.3.2 CTの原理と画像

〔1〕 CTの原理概要

CTにも種々の方式があるが，最も典型的な装置を例にとる。**図1.26**(a)のように，患者を挟んでX線管とX線検出器がある。X線ビームは薄い板状（厚さ0.5～10 mm）に切り出されている。患者を透過したX線ビームはX線検出器で計測され，透過データの分布を得る。この透過データを少し計算し直せば，X線の進行方向に沿って被写体内のX線減弱係数を積算した値を得る。これは，一種の透かし絵である†。この透かし絵のデータを**投影データ**（projection data）という。

X線管とX線検出器は患者の周囲を1回転し，各方向から投影データを集める。この行

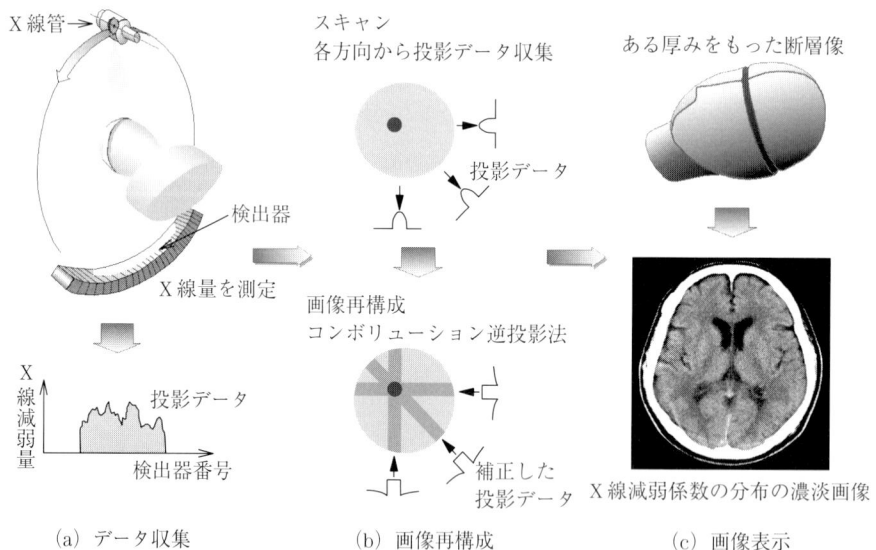

(a) データ収集　　(b) 画像再構成　　(c) 画像表示

X線源から切り出された板状のX線ビームが被写体を通過し，X線検出器は透過X線量の分布を計測する。これから投影データが求められる。360°方向から投影データを集め（スキャン），画像再構成計算をし，X線減弱係数分布を示す断層像を得る

図1.26 CTの原理概要

---

† 普通は透かし絵といえば，3次元の立体を2次元の面の上に透かしてみたものだが，この場合は2次元の面を1次元の線の上に透かしてみたもの。

為を**スキャン**（scan）という。1回転の時間，つまり一断面のスキャン時間は典型的には1秒前後である。

全方向から投影データが集まったら，それらから断面内のX線減弱係数の分布を逆算することができる。この計算プロセスを**画像再構成**（image reconstruction）という。画像再構成計算は，よく連立方程式を解く計算に例えられるが，実際には図(b)に示すように**コンボリューション逆投影法**（convolution‑back‑projection）という方法が用いられる。画像再構成については別項で説明する。

画像再構成の結果，図(c)のように断層像が得られる。これがCT画像である。白黒がその組織のX線減弱係数に対応している。

〔2〕 **CTの画像**

CT画像の具体例として，**図1.27**の腹部画像で解説する。X線減弱係数の高い（X線を通しにくい）部分は明るく，X線減弱係数の小さい（X線を通しやすい）部分は暗く表現する約束になっている。例えば，X線を通しにくい骨は明るく（白く）表現される[†]。

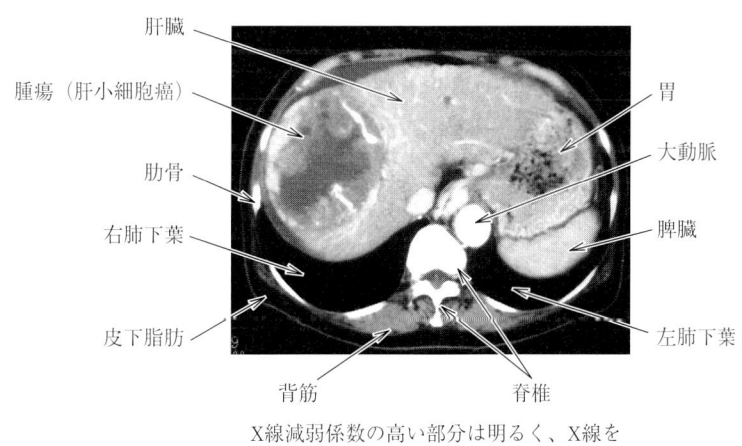

X線減弱係数の高い部分は明るく、X線をあまり減弱しない組織は暗く表現される

図1.27 腹部画像例（造影，肝小細胞癌）

この画像は造影剤を静脈注射してスキャンして得たものであり，大動脈や肝臓内の血管や腫瘍の一部は造影剤のためにX線を通しにくくなっており，明るい。皮下脂肪は他の軟部組織よりX線を通しやすいため暗い。肺野は空気（X線を減弱しない）に富むため，真っ暗となっている。注目すべきこととしては，胃，肝臓，脾臓，皮下脂肪などの軟部組織をきちんと描出できていることである。X線画像はCTと同様のX線を用いているが，単なる透かし絵であり，組織がたがいに重なり合うためこのような濃度分解能は不可能である。

他にも種々のCT画像例を示しておく（**図1.28〜図1.33**）。基本的には，CTは図1.26

[†] 各組織の明るさ，暗さの程度は，ウィンドウ（1.3.3項参照）調整による画像表示条件次第である。

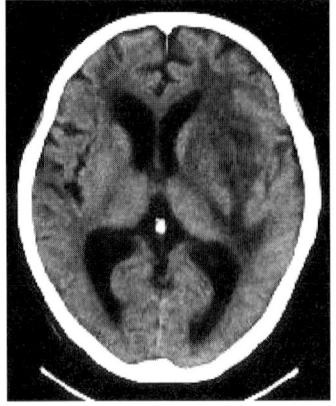
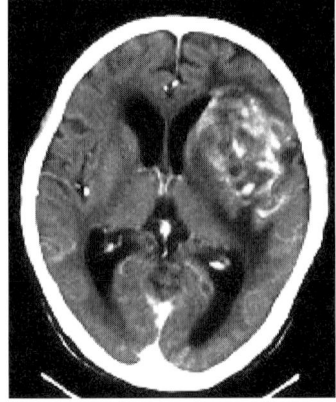

図 1.28 転移性脳腫瘍,単純(左)と造影(右)

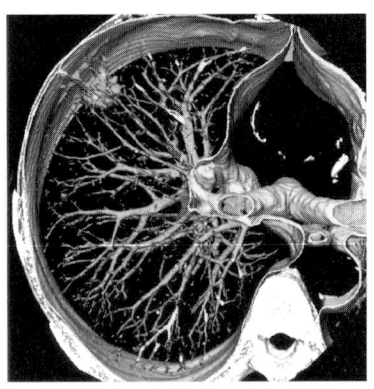

図 1.29 肺線癌(左上)の3次元画像
(京都大学胸部疾患研究所附属病院)

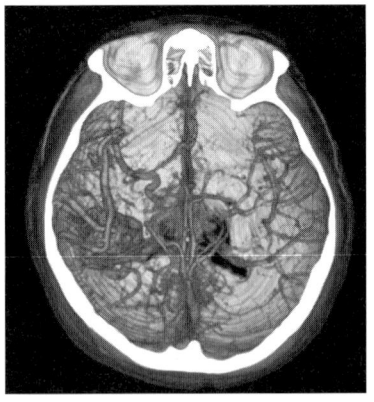

図 1.30 脳動静脈奇形の3次元画像
(CTアンギオグラフィー)(福島県立医科大学附属病院)

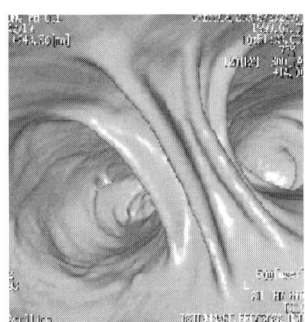

腸管内に仮想の視点をもち,内側から内腔を観察する

図 1.31 大腸内腔の3次元画像
(CT内視鏡)(石巻赤十字病院)

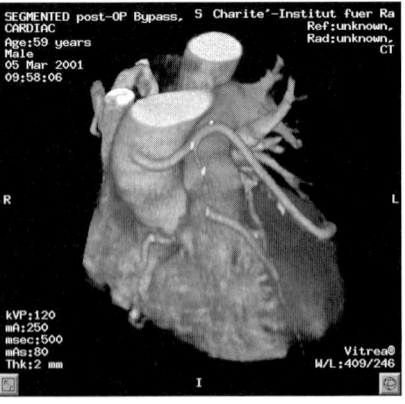

図 1.32 心臓(冠動脈)の3次元画像
(Charite Hospital(フンボルト大学))

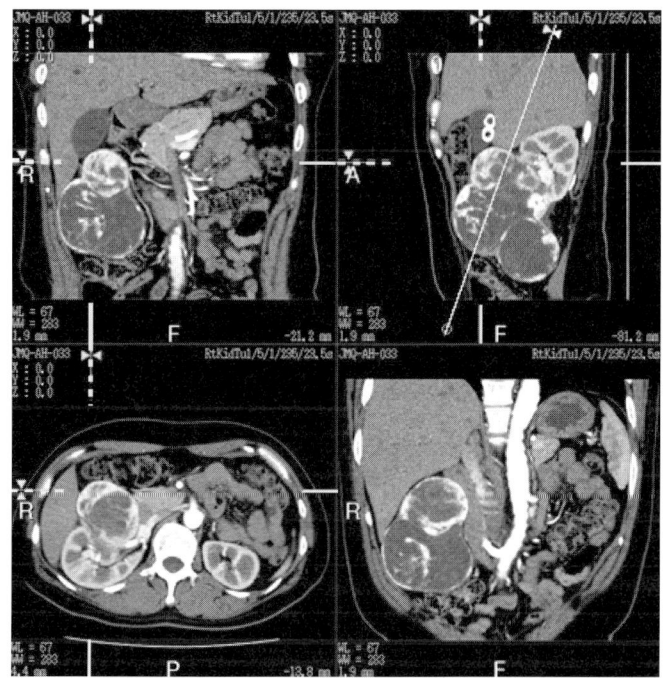

サジタル（図右上），コロナル（図左上），アキシャル（図左下）のいずれかの面の上でカーソル線を動かすと，それに応じて他の断面が新たなカーソル線に沿う画像に更新される．図右下はオブリーク（斜断面）であり，サジタル画像の斜め線に沿う画像である

図 1.33 小児体幹部の MPR 表示（右腎腫瘍）
（藤田保健衛生大学病院）

～図 1.28 のように患者体軸と直交した**アキシャル**（axial, **軸位断**）の画像を求めるものである．しかし，近年では 3 次元画像（図 1.29～図 1.32）で表示することもごく普通になってきた．**コロナル**（coronal, **冠状断**）画像や**サジタル**（sagittal, **矢状断**）画像で，あるいはそれらの同時表示形態である **MPR**（multi-planar reconstruction, **断面変換**）で観察することも多い（図 1.33）．診断目的にもよるが，3 次元画像や MPR は読影を容易にする場合が多く，医師だけでなく患者にとってもわかりやすい．

しかし，誤解されがちだが，CT でこれらの画像を直接得ることはできない．これらの画像は，稠密なピッチで取得した多数の薄いアキシャル断層像をコンピュータ上に並べて画像処理して得るものである．CT で直接得る画像はあくまでアキシャル断層像である．

1.3.3　CT 値，ウィンドウ

〔1〕 **CT 値の意味と定義**

CT の画像は例えば 512 × 512 の画素からなっており，各画素には X 線減弱係数に対応し

た値が割り付けられている．他の画像診断装置と異なり，CT画像は単なる濃淡画像ではなく，人体組織のX線減弱係数と一義的に結び付けられた定量情報をもっているわけである．この値を **CT値**（CT No.）といい，単位は**ハウンスフィールドユニット**（Hounsfield Unit, **HU**）である．画像表示においては，このCT値により濃淡を決めているが，CT値が高いものを明るく表示する．

CT値はつぎのような式でX線減弱係数と結び付けられている．

$$\text{CT No.} = 1\,000 \times \frac{\mu - \mu_w}{\mu_w} \tag{1.5}$$

μはその画素の示す組織のX線減弱係数である．μ_wは水のX線減弱係数である†．式1.2の意味するところは，例えばX線が減弱されずほとんどそのまま通り抜けるような空気は$\mu \fallingdotseq 0$であり，CT値として$-1\,000$ HU，X線の通しにくさが水と同じ組織はCT値として0 HU，X線の減弱係数が水の2倍であるような組織（稠密な骨組織など）はCT値として$1\,000$ HUが割り付けられるということである．図としては，μとCT値の関係は**図1.34**で示される．

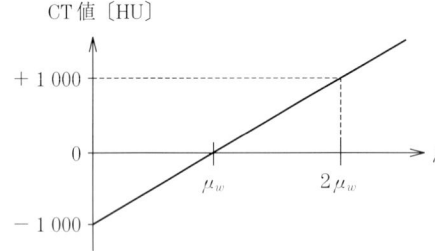

図1.34 組織のX線減弱係数とCT値の関係

〔2〕 **主な人体組織のCT値**

CT値は運転条件や装置ごとに多少異なるものであり，絶対的なものではないが，主要な人体組織のCT値を**図1.35**に示す．条件にもよるが，CT値の差が10～20 HU以上あれば，多くの場合画像上で差異を検知できる．したがって脂肪組織を他の軟部組織と区別することはきわめて容易であるし，脳脊髄液と脳実質との違いも描出できる．出血巣の検出も容易である．しかし，病変によっては周囲正常組織とほとんどCT値の差がない場合も多く，そのような病変の描出には造影剤の助けが必要となる．

図において，骨や脂肪組織のCT値は特定の値ではなく，かなり広い範囲にわたり分布している．これはそれら組織が均一ではなく種々の組織が混在しており，その平均を見ている

---

† 減弱係数がμであるという場合，X線はその組織の中をL〔mm〕進むと$e^{-\mu L}$倍に減弱する．典型的なCTで用いられるX線の線質では，μ_wは0.019/mm前後であり，いい換えるとX線は水の中を36 mm進むと半分に弱まる（$e^{-0.019 \times 36} = 0.5$）．しかし，検査目的に応じX線の発生条件（X線管に印加する電圧，すなわち管電圧）を選ぶことで線質は変わるし，同じ管電圧でも機種ごとに線質の設計は異なる．線質が変われば同じ組織でも減弱係数は変わり，したがって，μ_wもμも装置や運用条件で多少変わる．このため，CT値は，組織ごとに厳密に定められるものではなく，条件次第である程度変動するものである．

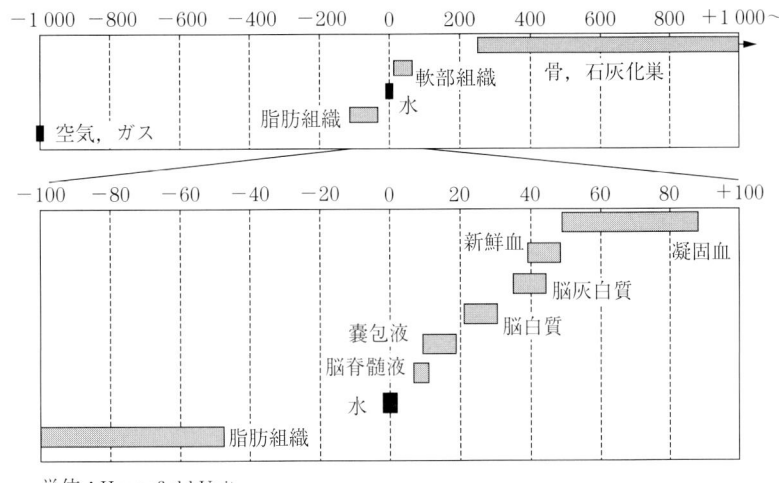

図 1.35　人体組織のCT値

からである．骨を例にとれば，緻密質の部分はときには1000以上のCT値を示すであろうが，海綿質の部分は骨髄の割合で相当にCT値が下がる．

〔3〕 CT画像は結局なにを示す画像か

CT画像はもちろんCT値あるいはX線減弱係数を示している．しかし，問題はX線減弱係数はなにで決まるか，ということである．実用上の答えとしては，"CT画像は組織の密度（比重）の画像である"と理解しても大きな問題はない．

本当は非常に複雑である．X線は進行するに伴い物質との相互作用で散乱されたり吸収されたりして減衰していく．この度合いが物質のX線減弱係数である．物質を構成するのは原子であり，原子を構成するのは原子核とその外側にある電子である．X線が物質と相互作用するといっても，相互作用の相手は電子であり，実は原子核は関係ない．一方，物質の密度は，電子は非常に軽いのでほぼ無関係であり，原子核1個の重さ（原子番号にほぼ比例）と体積当りの原子核の個数で決まる．したがってCT値は物質の密度とはほぼ無関係ということになってしまうが，これについては，原子番号の大きな元素はそれだけたくさんの電子をもっているので，結果的にCT値は密度と対応するのだといってもよいだろう．

しかし，さらに大きな問題がある．実は，原子番号の大きい元素は原子番号の小さい元素に比べ，原子番号の比よりもはるかに効率よくX線を減弱させる．原子番号が2倍になるとX線減弱係数は2倍よりずっと大きくなるのである．こうなるとCT値は密度を示すとはとうていいえない．

幸いなことに，人体を構成する元素はほぼすべて軽元素（水素，炭素，窒素，酸素）である．原子番号がこれらより大きな元素は微々たる量しか存在しない．水素は極端に軽元素だ

が，単独で塊として存在することはなく，水や脂肪やタンパク質を構成しており，これら組織は，X線減弱係数も密度も炭素，窒素，酸素が支配している。そして炭素，窒素，酸素の原子番号はそれぞれ，6，7，8と近接しているため，X線減弱の観点ではどれも似たような元素であり，原子番号の違いを気にする必要はあまりない。

だから，あまり難しいことは考えず，少なくとも軟部組織に関してはCT画像は密度の画像だと解釈するのがよい。こう割り切ることによって初めて，どのような組織がCTでどう見えるかおよその見当がつく。

〔4〕 ウィンドウ

CT値は，装置ごとなどで多少のばらつきはあっても，基本的には組織固有のものである。にもかかわらず，同じ組織がいつも同じ濃度で画面やフィルムに表現されているわけではない。それはつぎのような**ウィンドウ**（window）**処理**による。

CTの画像を表示するに当って，かりに，CT値が－1 000（ガス）の画素を黒，CT値が＋1 000の画素を白，その中間のCT値の画素をCT値が1上がるごとに1段階明るくして，合計2 000段階の濃淡画像を表示するとしよう。ところが，画像表示装置やフィルムは，2 000段階もの階調を忠実に表現することはできないし，人間の視覚もそのような微妙な階調差は認識できない。そこで，ウィンドウ処理をして画像表示することが必要になる。これは，関心のある組織のCT値を中心に，関心のある範囲のCT値にだけ階調を割り付け，その範囲から下のCT値の画素はすべて黒，その範囲から上のCT値の画素はすべて白，という表示にするものである。これにより初めて，微妙なCT値の違いしかない組織の差が読影者に認識できるようになる。

図**1.36**や図**1.37**のように，範囲指定の中心を**ウィンドウレベル**（window level, **WL**），範囲の幅を**ウィンドウ幅**（window width, **WW**）という。ウィンドウレベルやウィンドウ幅は，画像を見ながら，好みの表示条件になるように調整できる。

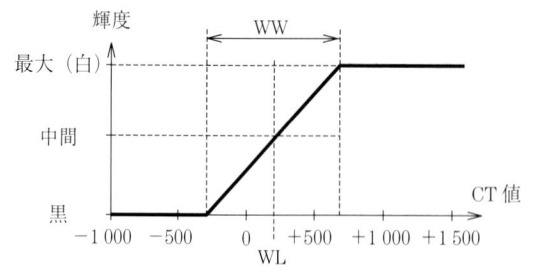

ウィンドウ幅WWの範囲にあるCT値に濃淡を割り付け，その範囲以外は白か黒に飽和する。WWの中心がウィンドウレベルWLである

図**1.36** ウィンドウ処理

| WL＝0 | WL＝0 | WL＝300 |
| WW＝2 000 | WW＝220 | WW＝600 |

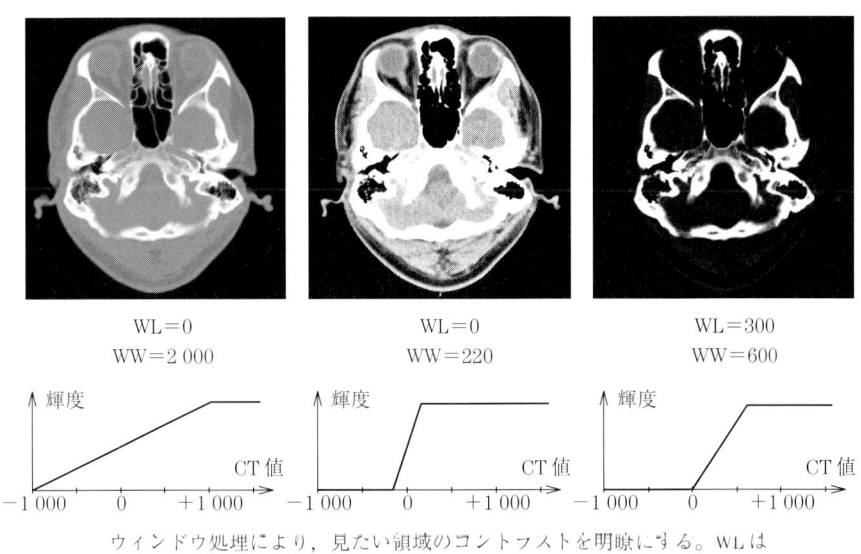

ウィンドウ処理により，見たい領域のコントラストを明瞭にする。WLは関心部位のCT値分布の中程に合わせ，WWは関心部位の濃淡コントラストをどの程度にしたいかで広げる（狭める）

図1.37 ウィンドウの例

1.3.4 画像再構成の原理

〔1〕 概　　要

投影データを全方向から得たら，それから断層像を計算で求めることができる。最も素朴な考え方としては，断層像が縦横 $512 \times 512 = 262\,144$ 個の画素からなっているなら各画素のCT値を未知数とした262 144元連立方程式を解くことであろう。しかし，この考え方はうまく行かない。一般に方程式の数（すなわち投影データの数）と未知数の数（すなわち画素数）は一致しない，投影データには誤差が含まれている，など種々の理由で解けない（矛盾した）方程式になってしまう。

実用に足りる画像再構成計算法は，代数的再構成と解析的再構成の2種類に大別される。代数的再構成法というのは，上記の解けない連立方程式をなるべく満たすような最善の解を探すものとイメージすればよい。いったん各画素の値を仮決めすると，計算機上でその画像の投影データを求めることができる。それと実際に得られている投影データとの相違を調べ，相違が小さくなるように各画素の値を修正し，これを逐次的に繰り返して正解の画像に近づけていくものである。このようなやり方から，逐次近似法ともいい，最初に実用化されたCTで用いられたのはこの方法であった。しかし，計算量が膨大で非能率であること，修正を何回繰り返せば最も妥当な画像が得られるか保証がないこと，などで，その後は用いられていない。現在でははるかに計算理論が進歩して高速になっているが，それでもCTにとっては十分な速度ではなく，核医学診断装置などの一部の領域で使用されるのみである。

28 　　1. 画像診断装置

　解析的再構成法というのは，ある一定の手順で一定の計算を行えば，その結果は投影データが正しい限り正解の画像であるということが数学理論で保証されているものである。これにもいくつかの方法があるが，CT で用いられているものは，ほぼ例外なく**コンボリューション逆投影法**（convolution back‐projection method）または**フィルタ補正逆投影法**（filtered back‐projection method）である。両者は数学的に同等であり，特に区別する必要はない。コンボリューションなどのいかめしい専門用語はあまり気にする必要はないが，この画像再構成法は CT の技術の核心でもあるしイメージをつかむのはそれほど難しくはないので，どのような方法か以下に簡単に説明する。

　具体例として，図 **1.38** のように水の中に丸棒があり，この投影データから断層像を再構成するというケースを見てみる。

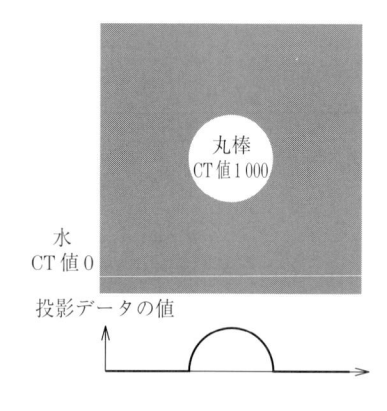

丸棒
CT 値 1 000

水
CT 値 0

投影データの値

本例においては投影データは
全方向とも同じ形となる

図 1.38 水の中の丸棒の断面
（理想の CT 画像）と真上からの投影データ

〔2〕 逆 投 影

　コンボリューション逆投影の前に，**逆投影**（back‐projection）を理解するために，単純逆投影法を解説する。これは，CT の出現以前に投影データから断層像を得るために試みられていた方法である。うまくいかない方法だが，どのようにうまくいかないか知ることは，コンボリューション逆投影法を理解する助けになる。

　単純逆投影とは，言葉どおり，投影データをそのまま，投影データを取得した線に沿って画像に戻し込むことである。

　まず計算機のメモリ上に断層像を設ける。どの画素も，最初の値はすべてゼロである。ここへ，投影データの値を投影方向に沿って足し込む。つまり，投影データの一点の値はある一線に沿って被写体の X 線減弱係数を積算したものなので，その線に沿う画素にその値を加算していくのである。最初として，真上からの投影データを逆投影すると，**図 1.39**(a) が結果となる。さらにその上に，別の方向からの投影データも逆投影で加算し続けていく（図(b)，(c)）。全方向についてこれを行っていき，終了の画像は図(d)である。棒の存在はわかるが，非常に滲んだ画像となってしまう。

(a) 一方向からの単純逆投影

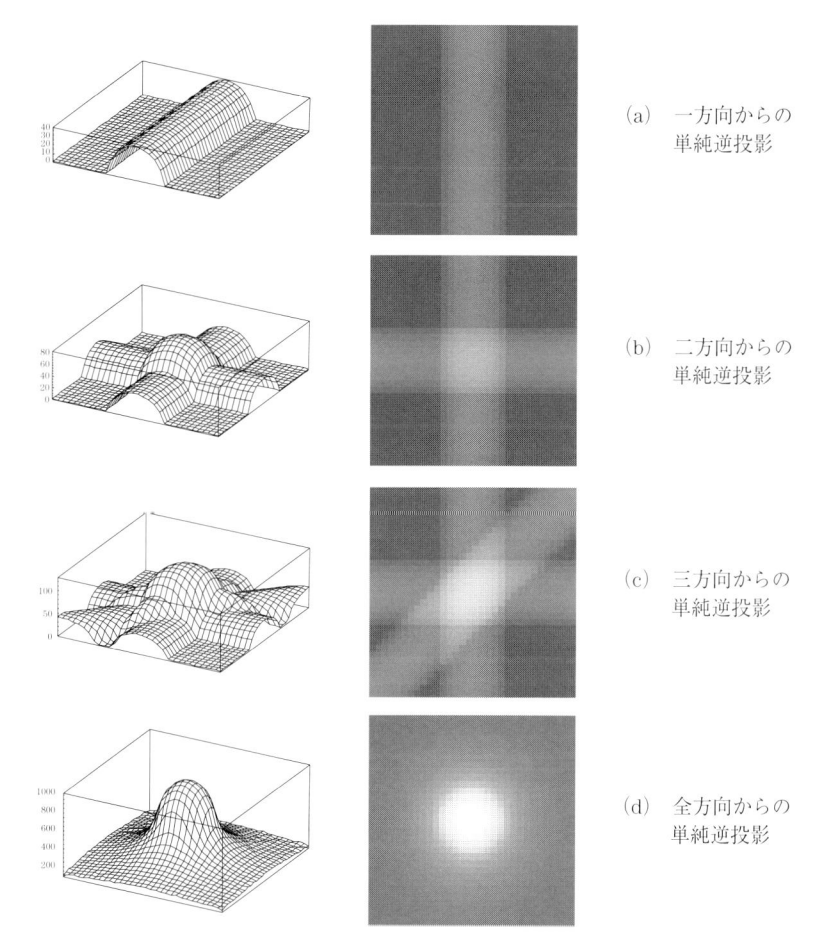

(b) 二方向からの単純逆投影

(c) 三方向からの単純逆投影

(d) 全方向からの単純逆投影

濃淡画像とともに，CT値の3次元グラフを示す。非常に大きなボケを伴うことがわかる

図1.39 単純逆投影法による画像再構成

〔3〕 コンボリューション逆投影

単純逆投影法の問題は巨大なニジミであり，実はこれさえ取り除けば正解の画像なのである。このニジミは逆投影によって発生するものであるが，その振舞いは数学的にはっきりしているので，補正可能である。逆投影する前にこの補正を投影データに対して行ってしまうのがコンボリューション逆投影法である。

$$P' = K * P \tag{1.6}$$

上式において，P が投影データであり，＊は**コンボリューション**（convolution，**重畳積分**）という演算の記号である。この耳慣れない演算は実はそれほど難しくはないのだが，詳しくは数学の教科書を見てもらう必要があるので，説明は省略する。大事な点は，K は単純逆投影法におけるニジミと逆の特性をもつような形をしている関数だということである。

P' はこのようにして得た**補正済み投影データ**である。逆投影によるニジミをあらかじめ取り除くような処理として関数 K を投影データに "掛ける（掛け算ではないが）" のが CT におけるコンボリューション計算と理解すればよい。

この結果，P' は P に比べて変化分が強調されたような形になる（**図 1.40**）。ここで棒の両脇は負の値にえぐれていることに注目して欲しい。

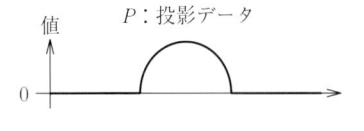

P：投影データ

＊ コンボリューション演算

K：補正用のコンボリューション関数

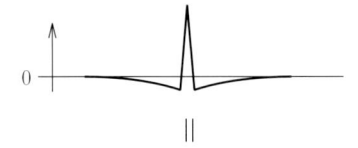

＝

P'：補正された投影データ

丸棒の投影データから，コンボリューション演算して補正された投影データを得る。この場合，補正された投影データでは丸棒の両横では負の値に落ち込んでいる

図 1.40 コンボリューション演算

このように補正された投影データ P' を使って，あとは単純逆投影法と同様に逆投影していくと，**図 1.41** のようになる。単純逆投影法の問題は完全に回避され，正しい再構成結果になっている。図を注意深く追うとわかるであろうが，P' での棒の両脇のえぐれ（負の値）は，逆投影によって棒の周囲に発生するニジミを打ち消すような働きをしており，このような相殺関係になるように関数 K の形が決められているのである。再構成結果の画像はまだわずかながらぼけているなど完全でないように見えるのは，コンボリューション逆投影法が不完全な方法だということではなく，本例では見やすさのためにあえて縦横 32 × 32 の画素という粗い画像とし，投影データもたくさんは使っていないからである。実際の CT は 512 × 512 など，非常に細かい画素を用いるし，投影データも 1 回転で約 1 000 方向採取するなどで，きわめて精密な画像再構成計算を行える。

コンボリューション関数 K は再構成関数とかフィルタ関数などとも呼ばれる。K の基本的な特性は数学的に規定されているが，その範囲で特性の調節は可能である。画像雑音は増えてざらざらした感じにはなるが空間分解能に優れた画像を得るような K や，鮮鋭さに欠けるが雑音が少なく濃度分解能に優れた画像を得る K など，多種の K が CT 装置には実装されており，臨床目的に応じて望ましい画像となるよう，オペレータが選択する。

(a) 一方向からの単純逆投影

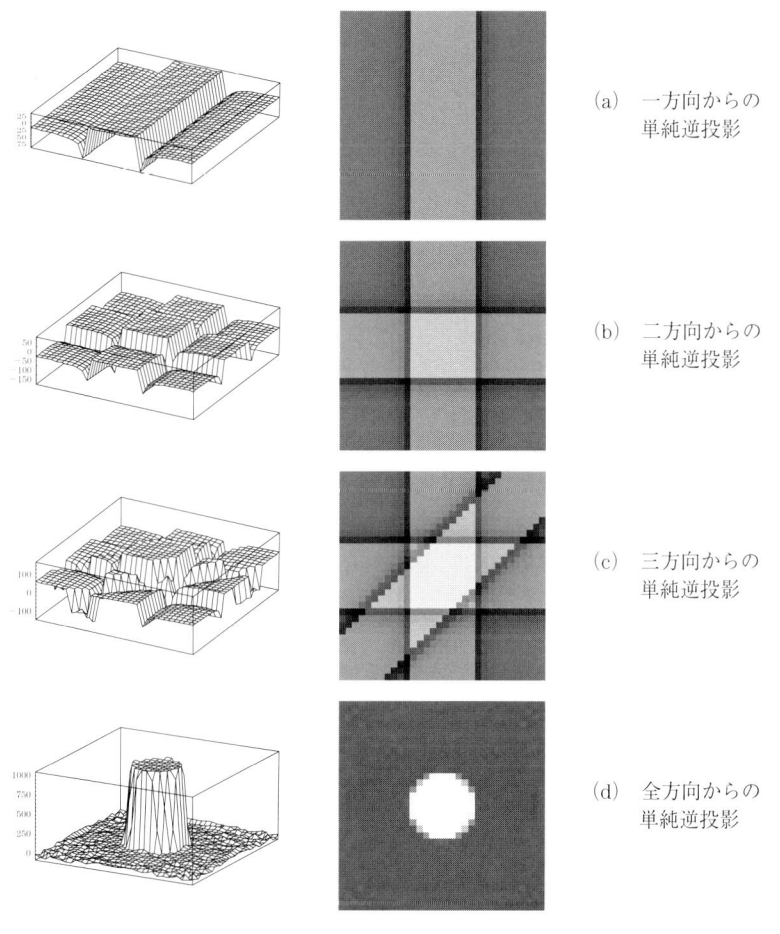

(b) 二方向からの単純逆投影

(c) 三方向からの単純逆投影

(d) 全方向からの単純逆投影

図 1.41 コンボリューション逆投影法による画像再構成
（形状もCT値も正しくなっている）

1.3.5 種々の方式

〔1〕 概 要

登場以来，CTは目覚しい性能の進化を遂げた。最も顕著な性能の向上はスキャン速度である。これを可能にした種々の技術や方式のうち主要なものについて触れる。一部は消え去ったものもあるが，原理を理解するために有用なものについてはある程度述べることにする。

〔2〕 世代分類とスキャン方式

CTのスキャン形式の分類と世代分類とはつぎのように対応している。世代番号は方式の登場の順番で付けられたに過ぎず，例えば第四世代が第三世代方式より優れているというわけではない。実際，現在のCTはほとんどが第三世代であり，第四世代はむしろ衰退の方向である。

第一世代：トランスレート/ローテート方式（translate/rotate, T/R），ペンシルビーム
第二世代：トランスレート/ローテート方式（translate/rotate, T/R），ファンビーム
第三世代：ローテート/ローテート方式（rotate/rotate, R/R），ファンビーム
第四世代：ステーショナリ/ローテート方式（stationary/rotate, S/R），ファンビーム

このうち，第一世代と第二世代のトランスレート/ローテート方式はもはや生産されていない。わかりやすさと歴史的意義から第一世代について，および現在主流であることから第三世代について説明する。

（a）**第一世代あるいはトランスレート/ローテート方式のCT**　図**1.42**および図**1.43**に示すように，被検体（頭部）を挟んでX線源と1個の検出器があり，このペアが**トランスレート（translate，並進）動作**をしながらデータ収集することで，一方向からの投影

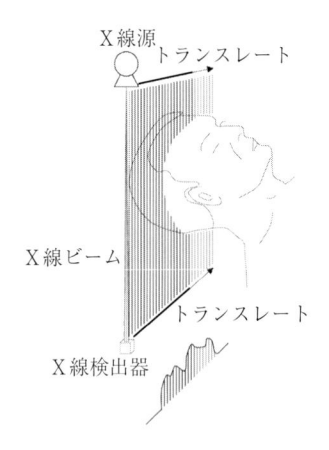

X線ビームは一本の鉛筆状のペンシルビームに切り出され，検出器とともに並進（translate）動作をすることで，投影データを得る

図 1.42　最初に実用化された，第一世代型CT

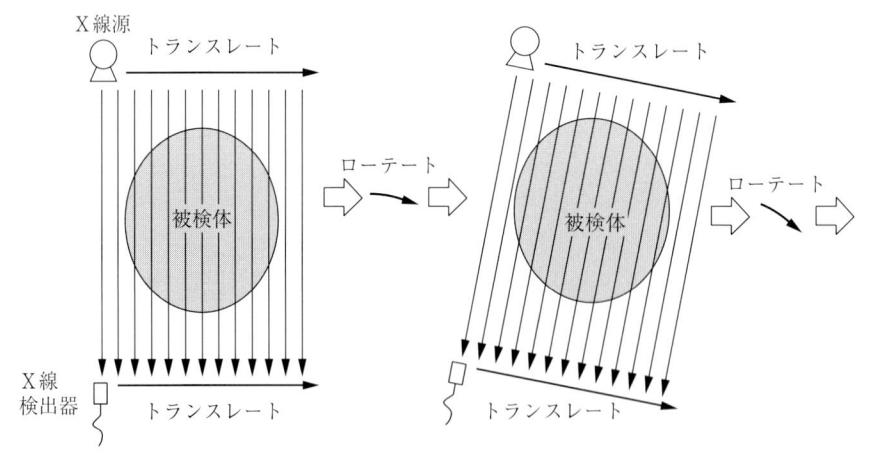

一方向からの投影データを得たら，微小角度だけ回転（rotate）し，つぎの投影角度でデータを収集する。これを繰り返す

図 1.43　第一世代型CTのスキャン

データを得る。X線ビームは細い鉛筆状に切り出されていることから，**ペンシルビーム**（pencil beam）と呼ぶ。一方向からのデータ収集が終わったら，スキャン機構を少しだけ（1度程度）回転（rotate）動作させ，その角度でまたトランスレート動作をしながら投影データを計測する。これを多方向について繰り返す。一断面当り数分というスキャン時間の長さから，体動が問題となる腹部への適用は不可能で，頭部専用機であった。

（b）**第三世代あるいはローテート／ローテート方式のCT**　図 1.44 に示すように，被検体を挟んでX線管と円弧状のX線検出器があり，X線検出器には幅1 mm前後の小さな検出素子がぎっしり並べられている。正対したX線管とX線検出器は，被検体のまわりを回転しながら投影データを収集する。X線管もX線検出器もペアで回るので，**ローテート／ローテート方式**，略称R／R方式という。

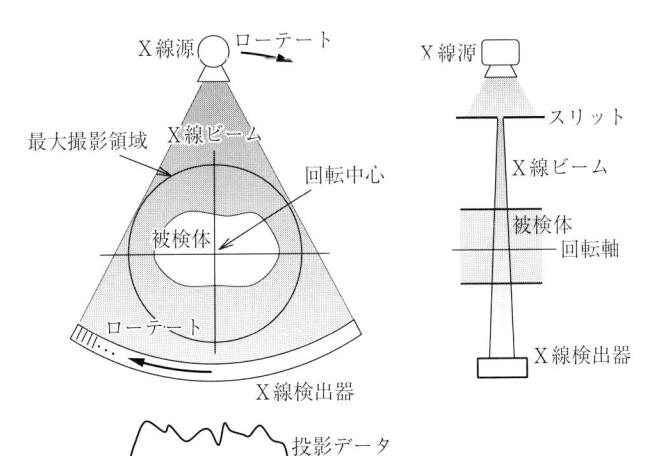

図 1.44　ローテート／ローテート（R／R）方式のCT

X線管からのX線ビームはスリットで薄い板状に切り出されており，扇状をしているが，このようなX線ビームを**ファンビーム**（fan beam）という。このビームの厚さは，そのまま断層像の厚さとなり，**スライス厚**（slice thickness）という†。スライス厚は可変であるが最も薄くて0.5 mm，厚くて10 mm程度である。

X線検出器は600ないし1 000個の小さな検出素子の集合であり，したがって，一つの方向からの投影データを同時に600点から1 000点の計測点で得ることができる。最大撮影領域は500 mm前後であり，したがって，投影データの計測点の間隔は0.5〜0.8 mmである。

---

† 基本的には，スキャンするときのX線ビームの厚さが画像の厚さである。これまでこの二つを特に区別する必要はなかった。しかし，最近の複雑化したCTでは，この二つは必ずしも同じでなくなっており，単にスライス厚といった場合，どちらを意味するかしばしば混乱している。マルチスライスCTでは，X線ビームは複数に区分されるので，画像のスライス厚はX線ビーム全体の厚さではなくデータ収集の1列分のビーム厚で決まる。また，ヘリカルCTでは，詳述は略すが1列分のビーム厚よりも少し厚い画像を再構成することになる。マルチスライスCTでヘリカルスキャンすると，さらに複雑である。本書では，単にスライス厚といえば画像スライス厚，つまりできあがった画像の厚さのことを意味するものとする。

34　　1. 画像診断装置

この計測点の間隔が，おおむね空間分解能の限界に相当する。このような投影データを1回転当り700～1200方向から収集する。

回転だけでスキャンができるので，高速スキャンに向いた方式である。現在は一断面のスキャン時間，すなわち一回転の時間は典型的には1秒前後，最短では0.4秒程度にまで到達した。

〔3〕　ヘリカルスキャン方式と非ヘリカルスキャン方式

CTを，連続回転方式（スリップリングCT）と不連続回転方式に分けることもできる。連続回転方式はほぼすべてが**ヘリカルスキャン**（helical scan）を行えるので，ここでは連続回転方式＝ヘリカルスキャン方式，不連続回転方式＝非ヘリカル方式，とくくることにする。

不連続回転方式のCTでは，**図1.45**のように，回転系に搭載されているX線管や検出器はケーブル（電線）により，固定部のコンピュータなどと接続されている。したがって，ケーブル破断を回避するためには，1回転のスキャンを行ったら，つぎは反転してケーブルを巻き戻す方向に回転しなければならない。

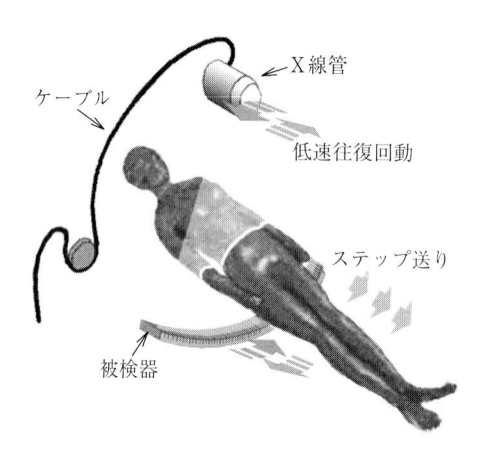

X線源への電力供給や，検出器からの信号はケーブルで固定部と接続される。
一回転のスキャンごとに回転方向を反転させる必要がある。一断面ごとにつぎのスキャン位置へ患者を乗せた寝台を送り込む（コンベンショナルスキャン）

図1.45　不連続回転方式のCT

一断面のスキャンを終えると回転を止めてつぎのスキャン位置へ患者を乗せた寝台を送り込み，これを繰り返していく。このような間歇式の従来型スキャンを，ヘリカルスキャンと区別して非ヘリカルあるいは**コンベンショナル**（conventional，**従来型**）**スキャン**という。この方式では，回転速度も上がらず一断面のスキャン時間は最短2秒程度，加速や減速の時間を入れると5秒に一回程度のペースでスキャンを繰り返すのが精一杯である。もちろん，検査目的によってはこれで十分であり，稼働しているCTのかなり多くがこの方式である[†]。

しかし，現在生産されているCTの大部分はヘリカルスキャン方式である。装置構造とし

[†] 日本において2003年に稼働しているCT総数のうち，不連続回転方式（非ヘリカル方式）のCTは約30%と推計される。この数字は徐々に減少中である。

てはスリップリング CT を前提としており，図 **1.46** のように**スリップリング**（slip ring）という手段で回転部と固定部の間の電気信号の伝送を行うことで，毎秒一回転以上の高速連続回転を可能としている．そして，スキャンの最中に患者を体軸方向に定速移動させることで，間歇スキャンでなく途切れのない連続スキャンを行う．

この方式では，X 線管や検出器の軌道は患者を基準に考えると，図 **1.47** のように**螺旋状**（helical, spiral）の軌跡となり，これがヘリカルの言葉の由来であるが，**スパイラル CT**（spiral CT）あるいは**高速螺旋 CT** とも呼ばれる．

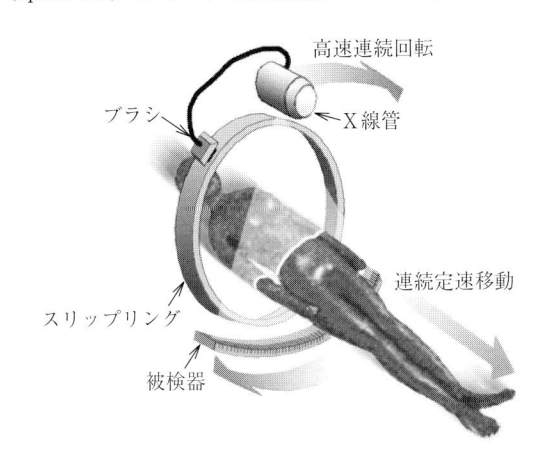

スリップリングは金属製のリングであり，ブラシ電極が摺動接触して電気を伝える．回転部にある X 線源や検出器は，この構造を経由して電力や信号の授受を行う．ケーブルがないので高速連続回転ができる．高速連続回転でスキャンしながら，患者を乗せた寝台を定速で移動させるとヘリカルスキャンになる

図 1.46 スリップリング CT によるヘリカルスキャン

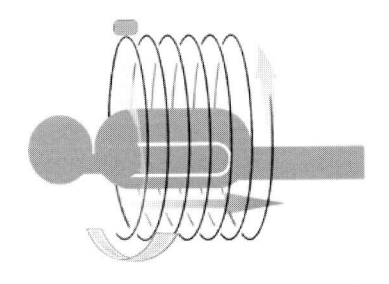

X 線源や検出器の軌道は，患者を基準にすると螺旋を描く．ヘリカルとは"らせん状の"という意味である

図 1.47 ヘリカルスキャン

このヘリカルスキャンの最大の特長は高速性である．肝臓の造影検査を例にとると，コンベンショナルスキャンで 10 mm 刻みで肝臓の上から下までほぼ 150 mm の範囲で合計 15 断面をスキャンする場合，少なくとも 1 分はかかる．さらに，腹部のスキャンには息止めが必要であり，途中 2, 3 回の息継ぎの時間を入れると 2, 3 分かかるであろう．この検査では，造影効果が良好に現れている時間はごく短く（検査内容によるが 10～20 秒），数分かかるコンベンショナルスキャンではほとんどの病巣は検出されないままに終わる．ヘリカルスキャンでは，1 回転 1 秒とし 1 回転当りに患者を 10 mm 送るとすれば，15 秒でスキャンは終了し，ベストショットを逃すことはない．造影検査以外でも高速性はきわめて重要であり，例えば先に示した 3 次元画像は，薄いスライスの画像を短時間に多数取得できるヘリカルスキャンによって初めて実用レベルになったものである．

このようにヘリカルスキャンはきわめて有用なスキャン方式であるが，実は CT の原理に

本質的に違反している点があり，その違反に対応して画像再構成の原理の点で少し工夫がなされている。というのは，CTの原理というのは被写体の一断面を360°方向から眺めた投影データが揃っていれば正しく画像再構成できるというものである。一方，ヘリカルスキャンにおいてはスキャナの回転中にも被写体は移動しつつあるのだから，1回転分の多数の投影データは角度ごとにそれぞれ異なった断面を観測したものであり，同じ断面のデータではない。このようにして得た投影データをそのまま使って再構成計算をしても，異常なパターンが混入した画像となるだけで診断には耐えない。この問題がヘリカルスキャンの実用化をはばむ要因であったが，その解決は割合に単純なやり方で済む。それは，画像再構成したい面を決めたら，その面をヘリカル移動なく1回転のみでスキャンしたときに得られるはずの投影データを，ヘリカルスキャンの投影データから推測計算で求めるのである。この推測計算をヘリカル補間やZ補間と呼ぶ[†]。ヘリカルスキャンの画像再構成で必要な工夫はこれだけである。つまり，投影データの生成にZ補間が加わることを除けば，画像再構成計算そのものはコンベンショナルスキャンとまったく同様のコンボリューション逆投影法である。

　ヘリカルピッチについても触れておこう。ヘリカルスキャンにおいては，1回転当りに患者を載せた寝台をどれだけの距離送るか（この距離をTとする）は任意である。Tを**図1.48**のX線ビーム厚で割った値がヘリカルピッチである。ヘリカルピッチは通常は1前後

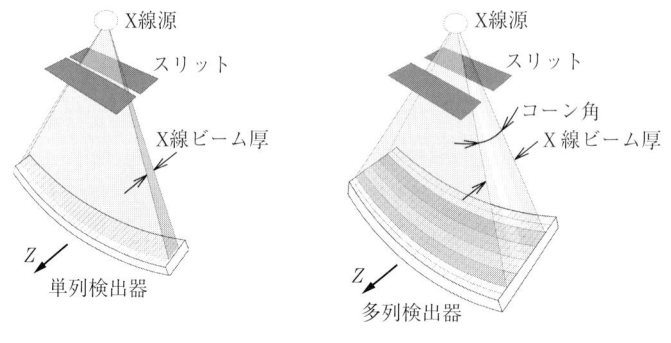

(a) シングルスライスCT　　　　　(b) マルチスライスCT

シングルスライスCTでは，検出器はZ軸方向に刻みのない単列検出器を使う。マルチスライスCTにおいては，多数の列の検出器を併設し，厚いファンビームX線を複数の列で計測することで同時多断面スキャンを可能とする。図はZ方向に著しく拡大して描いてある

図1.48　シングルスライスCTとマルチスライスCT

[†] Z補間の名前は，XYZの3次元座標軸のうち患者の体軸（頭-足）方向をZ軸と呼ぶ習わしであり，所望のZ位置の投影データを別のZ位置の投影データから補間計算で得る，ということからきている。補間とは，離散的な（とびとびの）場所についてデータがあるとき，データのない中間位置の値を前後のデータから求めることである。例えば位置Z_1とZ_2でそれぞれデータP_1とP_2が得られていればZ_1とZ_2のちょうど真ん中の位置のデータは$(P_1+P_2)/2$とする。推定であって，本当にその位置で測定したデータとは一般に一致はしない。

であるが，短時間にできるだけ広範囲をスキャンすることが優先である場合には大きくする。しかしあまり大きくすると，Z補間をしても画質低下は避けられない。よって，なるべく高精細な画像を得ることが優先である場合には小さく選んで運用する。このように，検査目的によって適切なヘリカルピッチを選ぶことが必要である。

〔4〕 **マルチスライス方式とシングルスライス方式**

CT画像による診断にはたくさんの断面が必要である。精密な検査の場合，特に多くの断面の画像が必要である。ヘリカルスキャンにより短時間に多数の断面を得ることができるようになったが，これはまた高速多断面スキャンの意義を明らかにすることにもなった。このため1990年台末に登場してきたのが**マルチスライス**（multi-slice）**方式**，縮めて**MSCT**であり，急速に普及しつつある。同時に複数のスライスをスキャンすることからマルチスライスというが，検出器構造の特徴から**マルチディテクタロー**（multi-detector-row）**CT**，縮めて**MDCT**ともいう。もちろんヘリカル動作が可能である。これに対し，通常のCTを**シングルスライス**（single-slice）**CT**と呼ぶ。

マルチスライス方式においても，シングルスライスCTと同様にX線管は一つであるが，構造の違いは主として検出器にある（図1.48）。シングルスライスCTでは検出器はZ軸方向（患者の体軸方向）に長く，X線ビームはつねに検出器の中央部へ入るようになっており，検出器は横方向には多数分画されているがZ軸方向にはもちろん1列しかない。マルチスライスCTでは，検出器はZ軸方向に多数分画されている。いい換えるとZ軸方向に短い検出素子をたくさんの列（20～32列）並べた多列検出器となっている。ある列の検出器に入ったX線ビームは隣の列のX線ビームとは別の断面を計測しているので，厚い1枚のファンビームではあっても複数の薄いX線ビームの集まりと実質的に同等である。これによって，同時多断面スキャンを可能としている。なお，検出器列のZ方向刻みは均等ピッチとは限らず，中央を細かく他は粗く刻むものなど，メーカーにより多少異なる。

検出器の全列分のデータを収集することは電子回路（データ収集装置やコンピュータ系）の負担が大きいので，例えば4列分だけのデータ収集を行う。これが4断面同時スキャンのマルチスライスCT，通称4列マルチである。このようにマルチスライスCTでの列数は検出器の列数ではなく，データ収集系の列数で呼ばれる。

マルチスライスCTにおいては，1列分のX線ビーム厚のコントロールは，**図1.49**のように，複数の検出器列のデータを束ねてデータ収集することにより可変制御される。

このようなマルチスライスCTの主要なメリットは，ヘリカルスキャンにおいてシングルスライスCTよりもさらに高速性が達成できることである。4列であれば，シングルスライスCTの場合に比べて1回転当りの寝台送り量を4倍にしても，ほぼ同等の画像を得ることができる。すなわち多断面のスキャン時間を4分の1にできる，あるいは同じ時間でスキャ

38   1. 画像診断装置

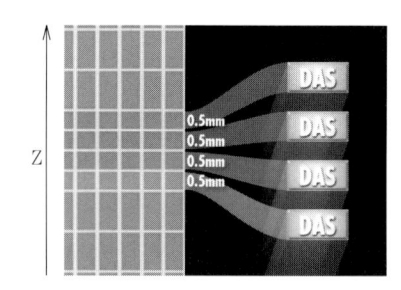

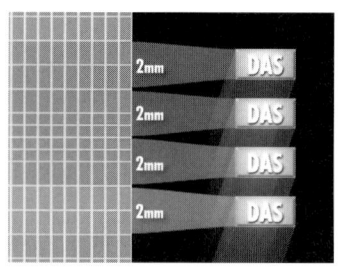

多列検出器のうち，最も薄いビーム厚でスキャンするときは中央4列をそのままデータ収集対象とする。厚切りでスキャンするときは複数列束ねて一列として扱い，束ねた4列をデータ収集する。図中のDASとはデータ収集用電子回路（data acquisition system）の意味である

図1.49 マルチスライスCT（4列）のデータ収集とスライス厚選択

ン範囲を4倍にできる。この特長により，最近では0.5 mmや1 mmなどの薄い画像スライス厚も日常的に用いられるようになってきた。このような薄いスライスはシングルスライスのヘリカルスキャンでも用いられてはいたが，関心領域を全部スキャンするためには長大な時間がかかり，日常的な運用は難しかったものである。

　なお，マルチスライスCTのヘリカルスキャンにおいては，画像再構成がやや複雑になる。画質を確保するために各メーカーとも工夫をこらしており，それぞれ画像再構成法に独自の名前を付けている。しかし，4列までは根本的にはシングルスライスCTのヘリカルスキャンにおけるZ補間の方法と同様であり，所望断面の投影データを前後の投影データから推定して後は普通に画像再構成するものである。ただ，現在では，16列以上のマルチスライスCTも登場しており，このあたりから画像再構成法は変わる。それは，**コーン角**（cone angle）の扱いである。マルチスライスCTにおいては，各検出器列が見るX線ビームはX線管の回転面から少し傾いている。この傾きをコーン角という（図1.48(b)）。4列まではこの角度を存在しないものとして扱って大きな問題はなかったが，8列以上では問題となる。これへの対処のしかたは各メーカーともそれぞれ異なっており興味深いが，専門的になりすぎるので割愛する。

1.3.6　画質性能とその因子

〔1〕　空間分解能

　空間分解能は**高コントラスト分解能**（high contrast resolution）ともいう。断層面内でどれだけ小さいものを分離して描出できるかの指標である。

　評価用のファントム（模擬被写体）は，例えば**図1.50**のように，アクリルの厚板に丸穴（内容は空気）が掘られている。穴の直径をdとし，穴と穴との間隔もdである。このファントムをスキャンして，画像上で穴が分離して見えたら，その装置の空間分解能はdであ

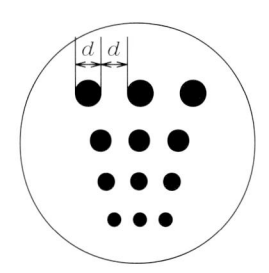

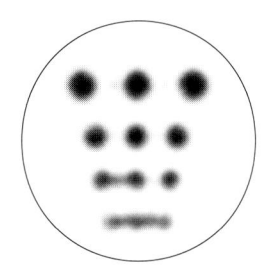

アクリルに空気穴をうがったもの。d は上から 0.8 mm, 0.65 mm, 0.5 mm, 0.4 mm。ウィンドウを調整しても 0.4 mm の穴は分解されて見えない。本画像の空間分解能は 0.5 mm である。本例では水平方向の空間分解能を測定している

図 1.50 空間分解能のテストファントムと画像例

る，という。現在の CT の典型的な値は 0.5 mm 前後である。画像の中央付近と周辺付近では性能が異なり，一般に周辺での値は悪くなる。また，穴が左右に並んでいるのと上下に並んでいるのとでは見え方が変わる場合もある。したがって，複数の場所で複数の方向について測定することが望ましい。

この指標の解釈には注意が要り，空間分解能 0.5 mm の CT なら 0.5 mm のものが必ず見えるということは意味しない。

第一に，10 mm のような厚いスライスでは 0.5 mm の空間分解能は享受できない。人体は金太郎飴のような Z 方向に均一な構造ではないから，空間分解能が要求される診断においては薄いスライスの画像を得ることが必要である。さらに，心臓による拍動や消化管の蠕動などの体動のある胸腹部では，1 秒以下のスキャン時間でないと体動によるボケが空間分解能を損なう。

第二に，定義上，この性能は画像雑音に左右されないきわめてコントラストの高い構造で測定する，ということになっている。いい換えれば，そのような状況でしか高い空間分解能は発揮できない。アクリルと空気との CT 値差は 1 000 以上あるが，人体組織でこのような高コントラストの組織が隣接することは多くはない。また，現実の被写体は空間分解能のテスト用ファントムよりも大きく，検出器に到達する X 線量はごくわずかであるため，画像雑音は大きい。したがってコントラスト差の小さな軟部組織では 0.5 mm などという細かな構造は画像雑音に埋もれてしまう。実際の診断用の画像において空間分解能が生きるのは骨，肺野の末梢血管，高濃度で造影された血管など，雑音に負けない強いコントラストの構造に限られる。

逆に，空間分解能 0.5 mm の CT では 0.5 mm 未満のものは描出されない，と考えるのも誤りである。"分解能" とは少し離れて隣接するもの同士を分離する性能であり，異常が単

独に存在するときの描出能力とは少し違う。周囲に比べて CT 値の際立って異なる小さな構造（例えば軟部組織の中の石灰層）が単独にぽつんとあるなら，その径が 0.4 mm 以下であっても画像上に存在は描出されるであろう。

空間分解能を定める因子としては，つぎのようなものがある。

① コンボリューション関数の選択：1.3.4 項で記したとおり，空間分解能を追求する場合はそれに適したコンボリューション関数を選択する必要がある。ただしその結果，画像雑音の増大は避けられない。

② X 線管の焦点寸法：理想的な点線源は不可能であり，X 線を発する部分（X 線管の焦点）はある広がりをもっている。焦点が大きいと投影データはぼけ，画像もぼける。光源として蛍光灯と白熱電球とを想定し，つくられる影絵のぼけ具合を想像すれば理解できよう。このため，大焦点（例えば 1.8 mm 平方）と小焦点（例えば 0.9 mm 平方）と 2 種類もって使い分ける CT もある。ただし，小焦点では十分な X 線量を発生できないことがある。

③ 投影データのサンプリングピッチ：一つの投影データが何 mm ごとの計測点で表現されるか，そのピッチが**サンプリングピッチ**(sampling pitch)である。この値より小さな空間分解能は得られない。現在主流であるローテート/ローテート方式の場合，この値は検出器の横方向配列ピッチで定まり，最大視野寸法（典型的には 500 mm 前後）を検出器素子数（横方向の素子数であり，典型的には 600～1 000）で割った値である。つまり，1.3.4 項に記した 0.5～0.8 mm という値が典型的なサンプリングピッチである。ローテート/ローテート方式の場合は，他の因子よりもこのサンプリングピッチの因子が支配的である[†]。

④ 検出器の開口幅：個々の X 線検出素子の X 線に対して感度をもつ領域の横方向広がり寸法。この範囲に入る X 線は，その中で変化があってもまとめて一つのデータとして表現されるので，開口幅が投影データのぼけ具合に影響するのは当然である。大きな開口幅とは大きな検出素子を意味し，したがってローテート/ローテート方式の場合は検出素子の配列ピッチが大きいことと連動するが，厳密には開口幅と配列ピッチは別物である。ローテート/ローテート方式以外では，検出器開口幅が空間分解能にとって最も大きな支配要因である[†]。

⑤ 画素寸法：CT 画像は典型的には縦横 512 × 512 の画素群（画像マトリックス）で表現される。視野寸法（画像寸法）を 512 で割ったものが画素寸法である。大きな画素寸

[†] ローテート/ローテート方式以外のスキャン機構では，検出器開口幅とサンプリングピッチとは独立であり，サンプリングピッチは十分細かくできるので，検出器開口幅が空間分解能を支配することが普通である。

法で細かなものを表現できないことは自明である。しかし，頭部画像を 250 mm の画像寸法とし，512×512 で表現するなら画素寸法は 0.5 mm と十分小さいし，さらに必要に応じ関心部位を拡大して画像再構成することにより任意に画素寸法を小さくできる。大きな被写体の場合は画素寸法は大きくなってしまうが，大きな被写体では画像雑音も大きいので，画素寸法の影響を問う以前にそもそも高い空間分解能は享受できない。よって，画素寸法は実用上はあまり大きな支配要因ではない[†1]。

〔2〕 画像雑音

図 1.51 のように，画像を拡大しウィンドウ幅を狭めて見ると，画像雑音のために各画素の CT 値が大幅にばらついているのがわかる。画像雑音は水のような均一な物質からなるファントムをスキャンして得た画像で測る。画像の一部の領域について CT 値の標準偏差を測ればよい。

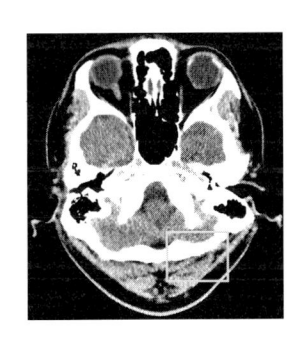

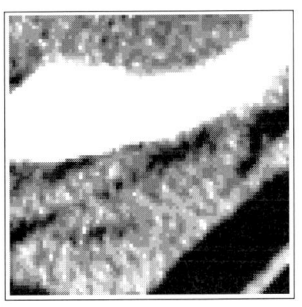

拡大すると画素ごとに雑音により CT 値が
ばらついている。組織はもっと均一である

図 1.51 頭部画像の雑音例

照射線量はもとより，使うファントムの寸法や画像再構成条件次第で画像雑音はいくらでも変わるものであるため，画像雑音の測定で装置間の性能比較をするのはあまり意味がない。しかし，一定の条件で定期的に画像雑音を測定するのは，CT 装置の維持管理上，意味はある。例えば X 線管の寿命が尽きかけている[†2]などで，気が付かないうちに X 線出力が低下し画像雑音が増大しているということもあるからである。

CT の画像は雑音との戦いであり，雑音は診断能を左右する最も大きな要因であるが，画像雑音を抜本的に低減することは困難である。画像雑音の由来は投影データに乗った雑音誤差であり，さらにその由来は放射線物理の根本現象である**フォトンノイズ**（photon noise,

---

[†1] 画素寸法が空間分解能や画像ノイズを支配すると書かれている教科書も多い。画像マトリックスが 320×320 あるいはそれ以下であったころの CT では，画素寸法の影響は大きく，このころの名残りかと思われる。

[†2] X 線管は装置コストの 5〜15% を占める高額部品だが，消耗品であり，CT 装置運用費はこれで決まる。いつ寿命が尽きるか 1 本ごとにばらつき，予測しにくい。

量子雑音（quantum noise）ともいう）であり，決して電子回路の雑音由来ではないし，コンピュータの計算誤差でもないからである．

　フォトンノイズとはつぎのようなものである．X線を一つひとつの粒（photon，フォトン）の集まりと考えることができる．検出器が平均的に N 個のフォトンを検出すると期待される実験状況をつくり，多数回この実験を繰り返すと，その測定値は毎回異なり，平均値 N 個のまわりに標準偏差 $\sqrt{N}$ 個でばらつく分布となる．この標準偏差がフォトンノイズであり，X線が物質と干渉して減衰したり検出器で捉えられたりするすべての過程は確率現象であることからくる，物理的に不可避の雑音である．この測定の確からしさ（信号雑音比）は，平均値を標準偏差で割ったものとなり，これも $\sqrt{N}$ である．

　したがって，良質の投影データを得て低雑音のCT画像を得るにはひたすら N を大きくするしかないが，このためには照射するX線量を増やすこととX線検出効率を上げることが必要である．

　以上のことから，画像雑音を左右するものとして，検出X線量を決定するつぎのような因子が挙げられる．

① 照射線量：被曝の問題はあるが，患者に照射するX線量が大きければ，それだけ検出器に到達するX線量も大きく，低雑音の画像が得られる．照射線量の単位としては本来別の単位を用いるべきであるが，CTでは便宜的に mA·s（ミリアンペア秒，通称マス）を用いることが多い．X線管に流す電流 mA（ミリアンペア）と一回転あたりの照射時間 s（秒）との積である．典型的には1画像当り100～300 mA·sで運用されている．mA·s値を半分に減らせば画像雑音は $\sqrt{2}$ 倍に増える．なお，照射線量はX線管に印加する電圧（管電圧）でも変わる．管電圧が高いほど，同じ mA·s 値でも照射線量が大きくなりさらに患者を通過する確率も高くなるので，画像雑音は低減する．管電圧は目的に応じ，100から140 kVの範囲で使われる．

② 検出効率：本来，X線検出器は患者を透過してきたX線を100％捉えるべきであるが，一部のX線は検出器をすっぽぬける．また一部のX線は素子の境目（ここには検出器の感度はない）に入る．検出素子が捉えたX線の量と入射したX線の量との比が検出効率であり，低価格のCTで50～60％にとどまるものもあるが，最近のCTでは多くが80％以上と限界に近くなっている．

③ 被写体の大きさ：被写体が大きいと，X線は被写体の中ではなはだしく減弱するので検出器に届くX線量が小さくなり，画像雑音は増える．

④ スライス厚：画像のスライス厚が厚いほど，その画像に寄与したX線の総量は比例して大きい．厚さが2倍ならば画像雑音は約0.7倍となる．したがって低雑音の画像で軟部組織を診断したい場合は厚い画像が向き，スライス厚の薄い高精細画像では画像雑

音の増大は不可避である。

検出 X 線量以外にも，画像再構成条件が画像雑音を左右する。

⑤　画素寸法：画像マトリックスが粗く，すなわち画素寸法が大きい場合は，一つの画素が大きな範囲を代表するので，雑音が平均化されて低減する。普通の CT では画素寸法は小さく，画像雑音にあまり影響しない[†1]。

⑥　コンボリューション関数の選択：この影響は大きい。コンボリューション関数の選択や画素寸法の微細化で空間分解能を追求した画像を得ようとするときは，画像雑音増大は不可避である。逆に空間分解能を犠牲にしたコンボリューション関数を選択すれば，画像雑音は低減できる。臨床目的に適したコンボリューション関数の選択が必要である[†2]。

〔3〕　**濃度分解能**（density resolution）

X 線減弱特性のわずかに違う組織をどれだけ明りょうに描出するかの能力指標である。**低コントラスト分解能**（low contrast resolution）ともいい，**低コントラスト検出能**（low contrast detectability）ともいう。元来，分解能と検出能とは違う意味であるが，濃度分解能においては，分解して描出する能力というよりも，見えるか見えないかという検出能の意味で分解能の言葉が用いられている。

軟部組織の診断においてはきわめて重要な性能であるが，この正確な評価は難しい。図 **1.52** のように，均質な素材の中にわずかに X 線減弱係数の異なる物質が埋め込まれているファントムをスキャンし，画像上でどれだけの CT 値差のあるものが何 mm の径まで見えた，ということで評価する。この場合，CT 値差を，水と空気の CT 値差 1 000 HU を基準にしたコントラストとして，％表現をする習わしである。CT 値差が 5 HU だと，コントラストは 0.5 ％ という。そして濃度分解能はコントラストと見える限界の径の積で表現され，この場合は 0.5 ％ 5 mm となる。

この数字が小さいものが濃度分解能に優れているわけだが，濃度分解能の数値を鵜呑みにすることは避けたほうがよい。一つには，見えるか見えないかは主観に依存し，いわゆる官能検査（人の感覚を計測手段とする検査）であり，この客観性が乏しい。第二に，ファントム構造の CT 値差自身も客観性が乏しい。あるファントムを特定の CT の特定のスキャン条件で画像化したら CT 値差は 5 HU かもしれないが，別の CT で同じことを行うと CT 値差は 8 と出るかもしれない。CT 値は，用いる X 線の線質で左右されるものであり，そして線質の

[†1] P.41 脚注 [†1] を参照。

[†2] 空間分解能を犠牲にしてよいのなら，コンボリューション関数の設計次第でいくらでも画像雑音は減らせるのである。また，画像再構成のための条件選択はコンボリューション関数以外にもいくつかあるが，これらの選択肢においても，空間分解能と画像雑音とのトレードオフ関係はコンボリューション関数選択の場合と同様である。高い空間分解能の画像を得るような画像再構成条件選択はほぼ必ず画像雑音の増大を伴う，低雑音の画像再構成条件の選択はほぼ必ず低空間分解能の画像となる，といってよい。

44　　1. 画 像 診 断 装 置

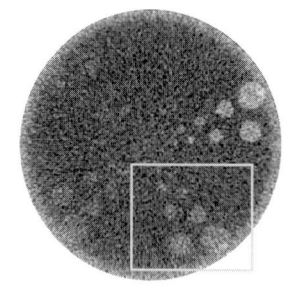

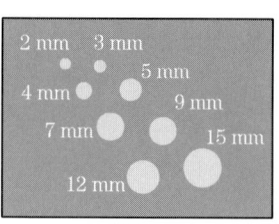

X線特性が周囲と多少異なる物質の描出能力。右はファントム右下部矩形領域のファントム構造図。ここにはCT値差が周囲から公称で5HU異なる材料が埋め込まれており，5 mm径がかろうじて見えている（人により判断は異なる）。ファントム内の右上のブロックにはさらにCT値差の大きな物質があり，これは見えているが，左にあるさらにCT値差の小さな物質はほとんど見えていない

図 1.52 濃度分解能の評価例

設計は装置間で異なるからである。第三に，人体の各種の軟部組織の特性を十分に代表できるような単一のファントム材質は存在しない。したがって濃度分解能の数値性能は人体軟部組織を描出する能力とは一義的に対応せず，軟部組織描出能力とある程度だけ関係する参考指標と捉えるべきである。

濃度分解能を左右する因子としてはつぎのようなものがある。

① 画像雑音：画像雑音が小さければ濃度分解能は向上する。したがって，本項〔2〕で挙げた画像雑音を左右する因子はすべて濃度分解能を左右する。

② X線の線質：同じ装置でも，管電圧を変えて運用したら線質は大きく変わる。組織によりけりであるが，多くの場合，低い管電圧で運用したほうが組織間のコントラストが強まる傾向があり，この点では低い管電圧のほうが好ましいわけである。しかし，一方では高い管電圧のほうが画像雑音は低減される。画像上で見えるか見えないかはコントラストと雑音の競合で決まるので，両者の兼合いで運用管電圧は 100 〜 140 kV に落ち着いているわけである。この範囲でどの管電圧が濃度分解能において最適かは，関心対象となる組織で変わる。どのような条件を選ぶべきかは臨床目的に応じ操作者の選択にゆだねられる。

1.3.7　造影剤とX線被曝

〔1〕概　　要

CTは他の画像診断装置と同様に，非侵襲的な検査手段である。しかしながらまったく無害であるとはいえない。それは造影剤の使用とX線による放射線被曝である。したがってCTは，検査による患者への利益と潜在的なリスクとを勘案して運用されるべきものである。

〔2〕 造 影 剤

造影剤の問題は CT 独特という面は少ないので，ここでは副作用よりも CT における造影剤の意味についてのレビューを主としよう。

造影剤は，X 線を通しにくいものとして，一般に X 線撮影と同様にヨード系の薬剤が用いられる[†1]。点滴造影やボーラス造影，経口，静注，動注，など臨床目的により使われ方はさまざまだが，最近の CT 運用状況においては，静注によるボーラス投与がきわめて増えている。いずれにせよ，造影された組織は CT 値が上昇し，画像上は白く表示される。

造影剤の使われ方は多様であるが，代表的なものを二つだけ挙げておこう。

① 腫瘍その他の異常組織の多くは，そのままでは周囲の組織とほとんど同じ CT 値をもち，画像上区別が付かないことが多い。このような場合に造影剤を注射すると周囲組織または異常組織のどちらかは他方よりも豊富に造影剤が到達し，コントラストがついて発見容易となる。また，腫瘍性質により動脈からの血流の状況が異なるため，造影剤で染まる度合いや造影剤注射後どのタイミングで濃染するかなどが異なる。これを利用して造影状況を経時的に観察することで腫瘍の鑑別診断を行うことができる[†2]。

② **CT アンギオグラフィー**（CT angiography，**CTA**）は脳をはじめとする血管の高精細画像を得る検査法（図 1.30）であるが，血液や血管を周囲の軟部組織と十分なコントラストで区別して描出する能力は CT にはなく，血液が高濃度の造影剤を含んで CT 値が十分高くなった状態でスキャンし，高い CT 値の部分のみを画像処理で抽出して血管画像として表示するものである。

ボーラス投与の場合，適切な造影状況のタイミングを逃さないスキャンをすることがきわめて重要である。早過ぎても遅過ぎても無駄な造影剤負荷と X 線被曝を患者に強いただけに終わる。したがって，各施設は保有する装置と検査目的ごとに手順を確立しておかねばならない。

CT 登場の当初から造影剤は用いられていたが，そのころに比べ，今日でははるかに副作用の少ない各種の非イオン性造影剤が普及していることは幸いである。しかし，一方では最近の CT では検査内容が高度になっており，大施設では単純（造影なし）のみの CT 検査はむしろ例外といえるほどに造影検査が増えている。そして造影剤の副作用も決してまれではなく，CT 検査においては 2〜5％の確率で副作用が発現するといわれている。そのほとんどは軽度であるが，きわめて重篤な副作用例も報告されている。薬剤ごとの所定の用法を遵守するのは当然であるが，そうしても副作用発現の予測は困難である。副作用対策は CT 固

[†1] まれに Xe ガスのような X 線を通しにくい気体の吸入で造影効果を得る場合もある。
[†2] 造影状況の経時的変化を追跡するためには一定時間内に複数のスキャンを繰り返すことになるが，このようなスキャンをダイナミックスキャンという。

有のことでもないので詳述はしないが，万一に備えた救急体制を施設内で整えておくことが必要である。検査中および検査直後も患者の様子に注意しているべきであるし，数日後に遅発性の副作用発現例もあることを知っておくべきであろう。

〔3〕 X 線被曝

CT は本質的に被曝線量の大きな検査手段である。昔から一口に "CT の断層像 1 枚の被曝は胸部単純 X 線撮影 1 回分程度" といわれており，きわめておおざっぱな表現にすぎないが，当たらずとも遠からずである。肺野でいえば，CT では少なくとも 30 スライスくらいはスキャンするので胸部単純 X 線検査の数十倍の被曝ということになる。これまでの CT の技術進歩にもかかわらず，被曝に関してはこの状況を変えるに至っていない。ヘリカルスキャンではコンベンショナル（非ヘリカル）スキャンに比べて多少無駄被曝は低減される。同様に，マルチスライス CT でもシングルスライス CT に比べ多少無駄被曝は低減されるといわれている。しかし，これらの技術により CT 検査が高度化し，より多数のスライスをスキャンするようになってきているので，結局のところ CT 検査の被曝線量は低減していないのが実情である。

しかしながら，被曝に過敏になるあまり必要な CT 検査を忌避したり，本来必要なレベルよりも著しく低線量のスキャンをして劣悪な画質で診断することなどは，むしろこのほうが有害である。CT 検査の被曝が大きいとはいっても，その値はかなりの安全度をもっている。CT 検査 1 回での被曝線量は，検査内容で大きく変わるが，典型的には 10 mSv 前後である[†1, †2]。1 000 mSv 程度を超えない限り重大な急性放射線障害[†3] は発生しないとされているので，この点では数 10 倍の安全率は維持されていることになる。一方，急性障害がまったく発生しないような低被曝であっても長期的になんらかの障害が発生するリスクを増やす可能性はあり，これ以下なら無害という一線はない。これについては，つぎのようなことを参考に，CT 検査の被曝がどの程度か判断するのがよいであろう。

① 人工的な放射線がなくても，自然界に存在する放射線にわれわれはつねにさらされているが，この自然放射線による被曝は一人年間 1 ～ 3 mSv である。

② 放射線技師のような放射線作業従事者には，医療法や国連科学委員会（ICRP）で年間 50 mSv という値が一般職業人に比べて発癌率において有意の差を生じない許容線量として定められている。

---

†1 mSv はミリシーベルトと読み，被曝線量（正式には "実効線量当量" という）の単位。癌や遺伝子障害の発生の確率がどの程度増えるかに関係する被曝線量の指標である。CT 検査では特定部位だけスキャンするので全身被曝ではないが，その影響を全身的被曝の場合に換算した値である。

†2 最近ヘリカル CT による肺癌検診も行われている。このようなスクリーニング目的の CT 検査では 10 mSv をはるかに下回る線量条件で運用されるのが普通である。

†3 1 000 mSv を超えると悪心や嘔吐に続き種々の急性放射線病の危険が発生し，2 000 mSv で 5 ％の人が死亡するとされている。

③ 200 mSv を超えると一部の悪性腫瘍の罹患率が有意に増えるという統計が報告されている。それ以下の低被曝では被曝線量と発癌率との相関関係はこれまでの調査で検知されていないが無害を立証するものではないし，有害とする説もある。

むろん，運用にあたっては無駄な X 線を照射しないように操作者の配慮が望まれる。それは，患者に合わせたスキャン条件の選択である。例えば，小さな被写体では X 線があまり減弱せずに検出器に届くので，画像雑音は自ずから小さくなる。ということは，乳幼児の場合は大人に比べて照射線量を数分の 1 に減らしても診断クォリティの画像が得られるわけで，放射線のリスクは成人よりも乳幼児に対してより考慮されるべきであることと考え合わせると，大事な留意点である。

1.4 磁気共鳴診断装置 MRI

1.4.1 概要と歴史
〔1〕 MRI とは

磁気共鳴診断装置（magnetic resonance imaging, **MRI**）は体内に多く存在する水素の原子核にある磁気スピンの磁気共鳴現象を利用して体内の断層像，血管像などを画像化するものである。1 テスラ（tesla）前後の静磁場によって磁気共鳴現象による信号を検出可能なレベルとし，静磁場方向の磁場の大きさを空間的にわずかに変えることで画素の位置情報を得て，さらに高周波磁場を照射することにより磁気共鳴現象を起こし，組織における共鳴現象のパラメータの差をコントラストとして画像化している。

MRI は X 線診断装置，CT 装置，あるいは後述する核医学診断装置と比べて以下の特徴がある。

① 軟部組織に対するコントラストが高い。
② 複数のコントラスト・パラメータを用いて多様な形態診断画像を提供することが可能である。
③ 水素（^{1}H），リン（^{31}P），炭素（^{13}C）などの原子を利用した代謝機能画像や脳機能画像も提供が可能である。
④ 骨による陰影がなく，撮影領域の死角がない。
⑤ 任意方向の断層撮影が容易に行える。
⑥ 電離放射線を使用しないため被曝の問題はなく，安全である。

以上の利点から多くの臨床で従来診断装置に代わり次第に使用頻度が増している。

〔2〕 歴　史

磁気共鳴現象そのものは 1946 年にパーセル（Purcell, アメリカ）ら, ブロッホ（Bloch, アメリカ）らにより発見され, 物理化学分析分野にまず応用された。臨床医学への適用は 1971 年にダマディアン（Damadian, アメリカ）によって悪性腫瘍と正常組織との磁気共鳴現象の違いが報告されたことにより始まった。画像化への第一歩は 1973 年にロータバー（Lauterbur, アメリカ）が CT 画像再構成と同一の方法を使い断層像を得たことによる。ついで, 現在の MRI で使用されている 2 次元フーリエ変換法による画像化が 1975 年にエルンスト（Ernst, スイス）らによってなされた。なお, パーセル, ブロッホ, およびエルンストはそれぞれノーベル物理学賞, 化学賞を受賞している。

1.4.2 磁気共鳴現象

〔1〕 磁気モーメント

原子核において陽子と中性子の少なくとも一方が奇数であるものが磁性, すなわち**磁気モーメント**（magnetic moment, 以下 m と記す）を有する。この m をもつ原子核は数多くの種類があるが, 体内に自然に最も多く存在し, 最も感度が高く, かつ信号減衰の少ない性質を有するのは ^{1}H 原子核（陽子 1 個, 中性子 0 個）のプロトンだけである。以降, 特に断らない限り ^{1}H を扱うものとする。

m そのものは独楽のように自転（スピン）している。図 1.53 (a) に示すように外部に静磁場がない場合は, ある体積内では個々の m はばらばらな方向を向くので, 総和としての m はゼロとなる。一方, 静磁場 B_0[†] がある場合は独楽が重力方向に対してある角度を保って

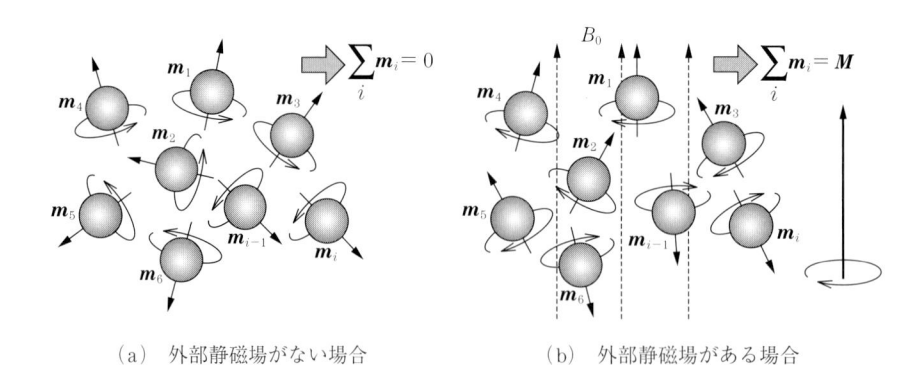

（a）外部静磁場がない場合　　　（b）外部静磁場がある場合

図 1.53　磁気モーメント m の挙動

[†] 磁場を表す記号は本来 "H" であり, その強度の単位は〔N/Wb〕, または〔A/m〕である。一方, 物質の透磁率 μ と呼ばれる定数を H に掛けることで得られる "磁束密度" が "B" なる記号で表され（$B = \mu H$）, その単位がテスラ〔T〕である。MRI での "静磁場強度" は例えば 1.5 T というが正確には "磁束密度" のことである。本書では, 便宜上, 磁場強度 H と磁束密度 B を同義で扱っている。

首振り円運動，すなわち歳差運動を行うと同様に，図(b)に示すように静磁場方向に対して歳差運動を行うことになる。これを特に**ラーモア**（Larmor）**の歳差運動**と呼ぶ。ラーモアの歳差運動における角周波数 ω_0 〔rad/s〕は以下の式のように静磁場 B_0 に比例する。

$$\omega_0 = \gamma B_0 \tag{1.7}$$

ここで，γ〔rad/Ts〕を磁気回転比と呼ぶ。より馴染みのある周波数（ラーモア周波数〔Hz〕）で表現すれば $\omega_0 = 2\pi f_0$ より次式のようになる。

$$f_0 = \frac{\gamma}{2\pi} B_0 \tag{1.8}$$

^{1}H 原子核では $\gamma/2\pi$ は 42.58 MHz/T である。例えば高磁場 MRI の主流である 1.5 T システムの場合のラーモア周波数 f_0 は 63.78 MHz となる。この周波数は FM ラジオの周波数帯に入っていることに留意されたい。

さて，図 1.53(b) において空間的に別々の位置にある個々の m を同じ位置に示すと**図1.54**のように表せる。B_0 方向を Z 軸として，正方向（α 群），負方向（β 群）と 2 種類の群に分かれる。エネルギー的には β 群の方が α 群より高い状態にある。おのおのの m は Z 軸との角度が規制されており，その歳差運動の角周波数はすべて同じであるが，ある瞬間における位置はランダムである。したがって，これらのベクトル和である**巨視的磁化**（macroscopic magnetization，以下 M と記す）は Z 軸方向を向くことになる。α 群，β 群のおのおのの磁化 M の差として磁化 M_0 が生じることになる。なお，この差は静磁場強度が大きいほど大きくなるが，例えば，1 T（27℃）の場合，7 ppm と非常にわずかである。

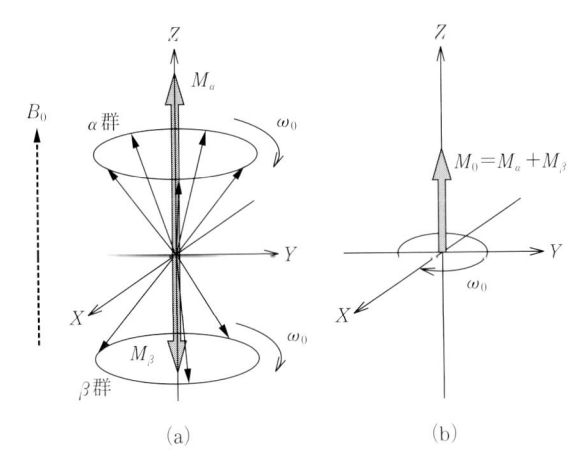

図 1.54 磁気モーメントと巨視的磁化

〔2〕 磁気共鳴の原理

Z 軸方向を向いている M_0 に対して，**図 1.55**(c) に示すようなラーモアの周波数と同一の周波数を有する交流磁場である共鳴電磁波 B_1 をある一定時間 t だけパルス状に X 軸方向に

50   1. 画像診断装置

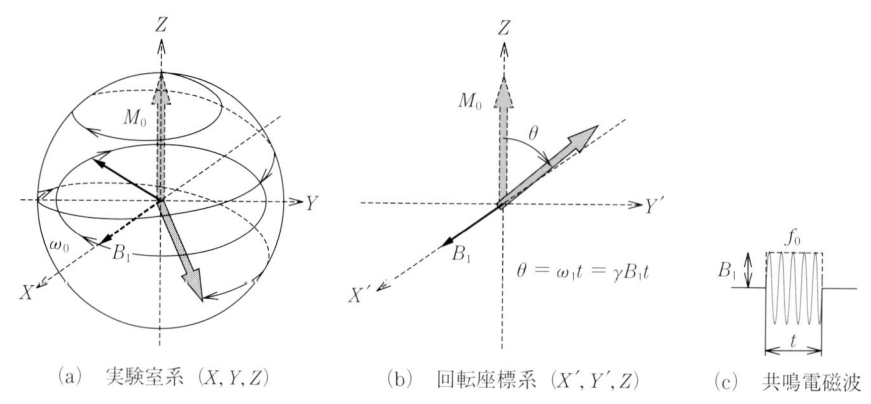

(a) 実験室系 (X, Y, Z)   (b) 回転座標系 (X', Y', Z)   (c) 共鳴電磁波

図1.55 共鳴電磁波を照射したときの磁化の挙動

掛けると[†1]，図1.55(a) に示すように ω_0 を角周波数とする回転磁場がかかることになり，M_0 は螺旋のように回転しながら $-Z$ 軸方向に倒れることになる。このように通常の座標系である実験室系（X-Y-Z）で観測すると M_0 は複雑な動きに見えるので，観測者も一緒に ω_0 の角周波数で回転する X-Y 面に乗って観測する回転座標系（X'-Y'-Z）では図 (b) のように M が Y' 軸に回転するように見える。これは回転座標系ではつねに X' 方向に一定の磁場 B_1 がかかっていることになり，B_1 による回転力（偶力）により M_0 が回転するからである。このときの回転角 θ は以下のように表せる。

$$\theta = \gamma B_1 t \tag{1.9}$$

したがって，回転角 θ は交流磁場 B_1 の大きさと掛けている時間の積に比例することになる。なお，M_0 を 90°倒す B_1 を 90° RF パルス[†2]，あるいは単に 90°パルスと呼ぶ。180°倒す B_1 を 180° RF パルス，あるいは 180° RF 反転パルスや単に 180°パルスと呼ぶ。

以上のように静磁場に対して直交方向（横方向）にある共鳴周波数をもつ電磁波によって横方向の成分（横磁化，M_{XY}）をもつようになる。実験室系で Z 方向から X-Y 面を見た場合には，この横磁化 M_{XY} は**図1.56**に示すように回転しながら大きさが変化するように見えるが，この横磁化から出ている磁束が例えば X 軸に対して直交面をもつコイルを過ぎることによりファラデー効果からコイルに誘起起電力が発生することになる。この誘起起電力による信号が MR 信号であり，MRI は MR 信号である横磁化の振舞いを観測して画像化する装置と考えてよい。

[†1] 電磁波は磁場と電場の両成分をもつが，MRI では磁場成分が磁気モーメントに作用する。したがって，MRI では共鳴電磁波は交流磁場として利用していることになる。

[†2] 図1.55(c) に図示されているように B_1 はちょうどラジオで使用している周波数（radio-frequency, RF）の交流であり，その包絡線の形状が破線のようにパルス状であるために RF パルスと呼ばれる。

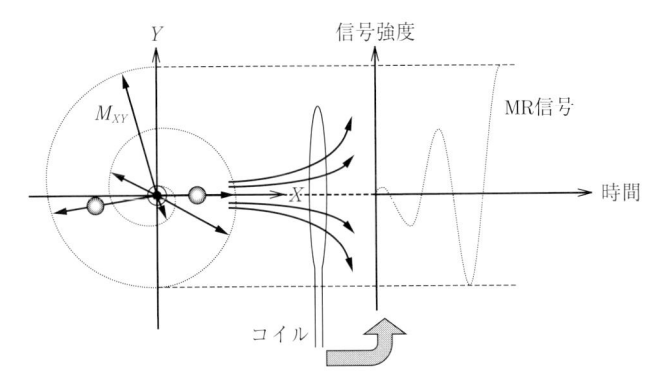

図 1.56 共鳴電磁波を照射したときの磁化の挙動（横磁化と MR 信号）

〔3〕 緩和時間

MRI 形態画像のコントラスト・パラメータには多くの種類があるが，組織や疾患の程度によって異なる以下に説明する二つの緩和時間が中心的な役割を果たしている。

RF パルスにより Z 軸から倒された磁化は RF パルスを切ると，次第に初めの状態である熱平衡状態，すなわち Z 軸上の M_0 にある時間（緩和時間）を掛けて戻っていく。この過程を**磁気緩和**（magnetic relaxation）と呼ぶ。M_0 の変化は，Z 軸方向の成分 M_Z である縦磁化と前記の横磁化 M_{XY} に分けて考えられる。M_Z の緩和を**縦緩和**（longitudinal relaxation），M_{XY} の緩和を**横緩和**（transverse relaxation）と呼ぶ。

縦磁化 M_Z は指数関数的に M_0 に回復していくと考えてよい。その回復速度は $(M_0-M_Z)/T_1$ に比例し，T_1 を縦緩和時間と呼ぶ。180°パルス後の縦緩和の例を**図 1.57** に示す。M_Z の回復は微視的にみれば図 1.54 で示したように二つの群にある磁気モーメント **m** において 180°パルスによって一度，エネルギー的に高い β 群側に来た **m** がエネルギーを放出しながら α 群に戻る過程と考えてよい。この放出エネルギーは周囲の原子核（これを格子と呼ぶ）

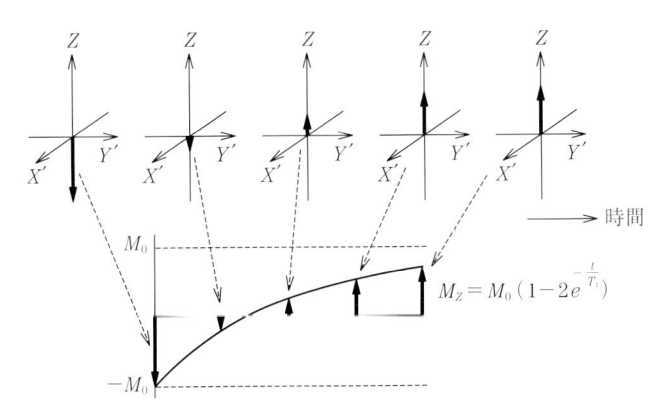

$$M_Z = M_0(1-2e^{-\frac{t}{T_1}})$$

図 1.57 180°パルス後の縦緩和

に与えられるため，格子が放出エネルギーを受け取りやすい状態にあるかどうかを示すのが T_1 ということになる。この意味で縦緩和は**スピン-格子緩和**（spin-lattice relaxation）とも呼ばれるのである。

磁化 M_0 に $90°$ パルスを照射したときの横磁化 M_{XY} は回転座標系では MY' である。磁場 B_0 が理想的に一定であればこの横磁化は保たれる。ところが実際には各原子核は周囲の原子核同士の磁気モーメント（磁気スピン）による局所磁場によって異なった磁場に曝されるために，MY' を構成する個々の **m** は共鳴周波数に差が生じ，次第に回転の位相が合わなくなる（dephasing という）。最終的には**図 1.58** に示すように **m** はバラバラに回転することとなり，横磁化 M_{XY} は消失することになる。この消失過程の時定数を横緩和時間 T_2 と呼ぶ。このように横磁化は，個々の **m** が曝される磁場 B_0 が均一ではなく，ある広がりをもつことによって生じる。この広がりは磁気スピン同士のエネルギーの交換作用によって起こるため，横緩和は**スピン-スピン緩和**（spin-spin relaxation）とも呼ばれる。

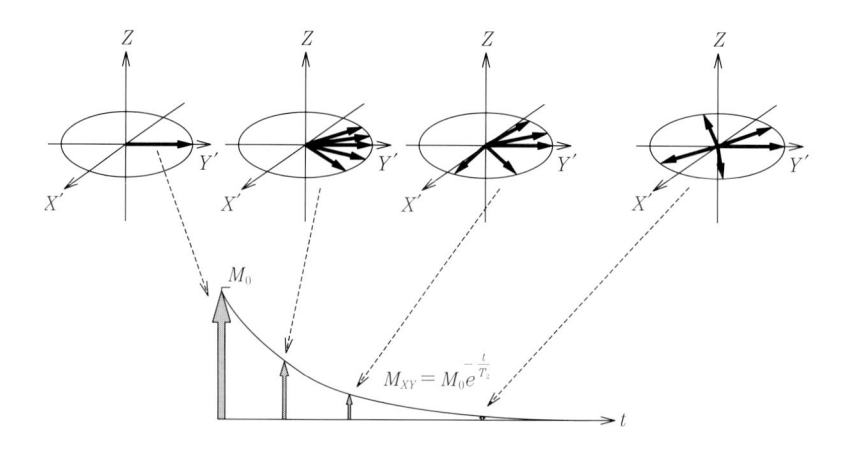

図 1.58 $90°$ パルス後の横緩和

磁場 B_0 の不均一性は上記の磁気スピン同士の相互作用だけでなく，MRI で使用される磁石の磁場不均一性や組織内外の磁化率の違いによって生じる局所磁場などによる磁場の不均一性（ΔB_0）も加わることになる。このときの見かけの横緩和時間を $T_2{}^*$ と呼び，T_2 との関係は以下のようになる。

$$\frac{1}{T_2{}^*} = \frac{1}{T_2} + \frac{\gamma}{2\pi} \Delta B_0 \tag{1.10}$$

T_1，T_2 の違いによる信号強度の変化を**図 1.59**(a)，(b)にそれぞれ示す。ここでは正常肝と肝細胞癌の場合を例として用いている。**表 1.3** に静磁場強度 1.5 T における代表的な正常組織，およびそれぞれの疾患での T_1，T_2 値を示す。MRI での形態画像コントラストは

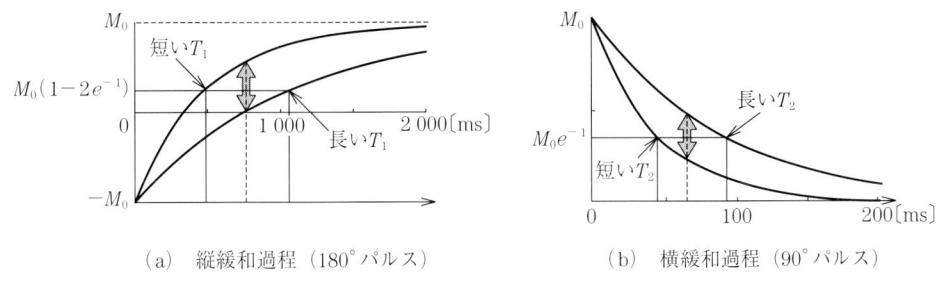

(a) 縦緩和過程（180°パルス）　　（b) 横緩和過程（90°パルス）

図 1.59　緩和時間による磁化の大きさの違い

表 1.3　1.5 T における代表的な正常組織，疾患での T_1, T_2 値

組　　織	T_1 [ms]	T_2 [ms]
灰白質（脳）	921	101
白質（脳）	787	92
星状細胞腫（脳）	916	141
正常組織（肝臓）	493	43
肝細胞癌（肝臓）	1 077	84
脂　肪	250	—
動脈血	1 200	250
CSF（脳脊髄液）	3 500	—

基本的には M_0 値の大きさを決める**水素密度**（proton density）ρ と，T_1, T_2 の差を利用していると考えてよい。

〔4〕　**スピンエコー**

MRI で用いられる最も基本的な MR 信号をスピンエコーと呼ぶ。図 **1.60** のようにまず磁化 M_0 の状態で X' 軸回りに 90°パルスを照射すると，図 1.57 と同様に横磁化 MY' が生じ，

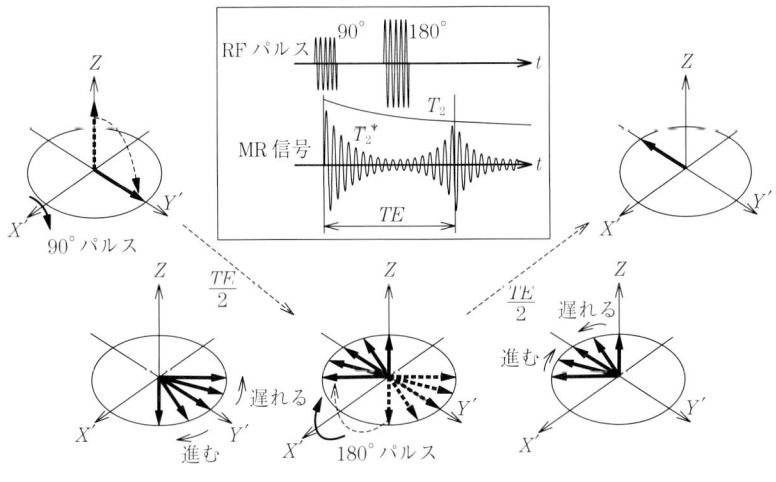

図 **1.60**　スピンエコー

磁場の不均一性 ΔB_0 から個々の磁気モーメントの位相が不揃いになる，すなわち位相の進みが速いものと遅いものが Y' 軸を中心にして分散し始め，横磁化が T_2^* の緩和時間で減衰する。ある時間（TE/2）経過後に X' 軸回りに $180°$ パルスを照射すると，分散したそれぞれの磁気モーメントが X' 軸回りに $180°$ 回転させられるため，$-Y'$ 軸上で再び重なり横磁化が発生する。このときの横磁化による MR 信号がスピンエコーであり，TE を**エコー時間**（echo time）と呼ぶ。この方式により磁場の不均一性 ΔB_0 がキャンセルされるため，スピンエコーのピークの強度は T_2 の緩和時間に従って減衰することとなる。

1.4.3 MRI の画像撮像の原理
〔1〕 傾斜磁場と MR 信号

1.4.2 項で説明したように MR 信号や回転磁場 B_1 である RF パルスはラーモア周波数を有する信号である。ラーモア周波数は 1.5 T の場合，約 64 MHz で電磁波の波長はおよそ 4.7 m にもなる。一般に電磁波や音波を用いた物体の識別は基本的にはその波長が限界であるため，MRI ではなんらかの手段を用いないと生体内の画像化はできないことになる。

そこで，図 **1.61**(a) に示すように一様な強度の静磁場 B_0 に対して図(b)のように磁場強度が B_0 の中心からの X 方向の距離に応じて線形に変化する傾斜磁場 B_x を重畳することで図(c)のごとく X 方向において空間的に異なる位置でそれぞれ異なる磁場強度となる磁場環境をつくる。傾斜磁場の傾きの大きさを傾斜磁場強度といい "G" で表し，その単位は〔mT/m〕である。よって B_0 の中心から x〔m〕だけ離れた場所の傾斜磁場は $B_x = x \cdot G_x$ と書ける。図 **1.62** に3軸方向の傾斜磁場成分を示す。図(b)は Y 方向の距離に比例した傾斜磁場 B_y で B_x と同じように Z 方向に離れた位置であっても一様に傾斜した磁場となってお

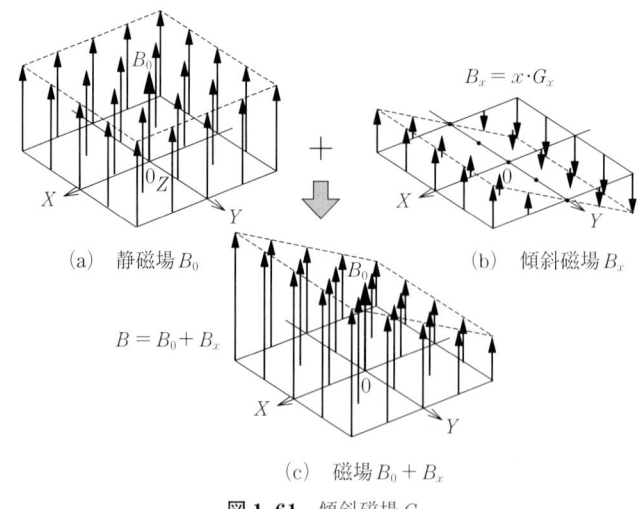

(a) 静磁場 B_0

(b) 傾斜磁場 B_x

(c) 磁場 $B_0 + B_x$

図 **1.61** 傾斜磁場 G_x

1.4 磁気共鳴診断装置 MRI

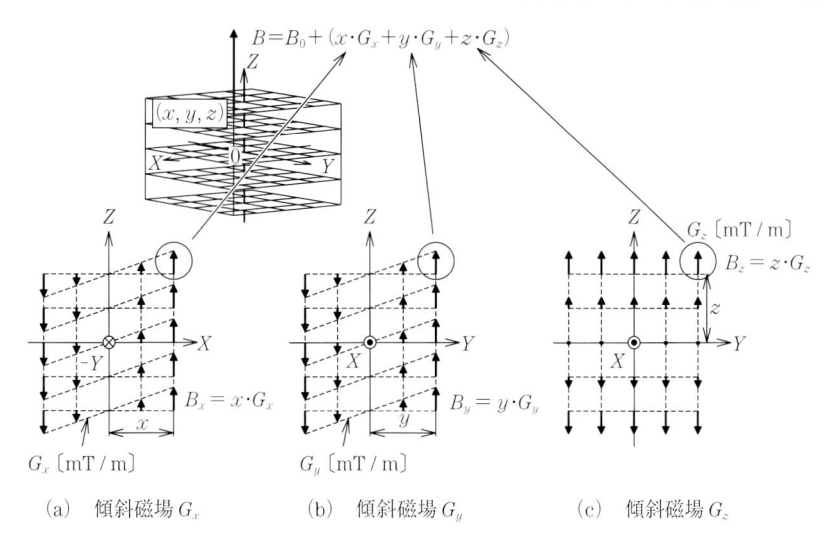

(a) 傾斜磁場 G_x　　(b) 傾斜磁場 G_y　　(c) 傾斜磁場 G_z

図 1.62 3軸方向の傾斜磁場成分

り，図(c)の傾斜磁場 B_z は XY 面からの Z 方向の距離に比例（比例定数が G_z）して増減するものである。これら三つの傾斜磁場はどの方向も等方性を保っていることが重要な性質である。B_0 中心を原点とする空間座標の点 (x, y, z) での磁場強度 $B(x, y, z)$ は前述の X, Y, Z 方向の傾斜磁場の和を B_G と置くと，次式で表せることになる。

$$B(x, y, z) = B_0 + B_G = B_0 + (B_x + B_y + B_z)$$
$$= B_0 + (x \cdot G_x + y \cdot G_y + z \cdot G_z) \tag{1.11}$$

さて，ラーモア周波数が磁場強度に比例する性質（1.8）から，傾斜磁場 B_G に対応した分だけラーモア周波数が変化するので，例えば**図 1.63**(a)に示すように x 方向に離れて置

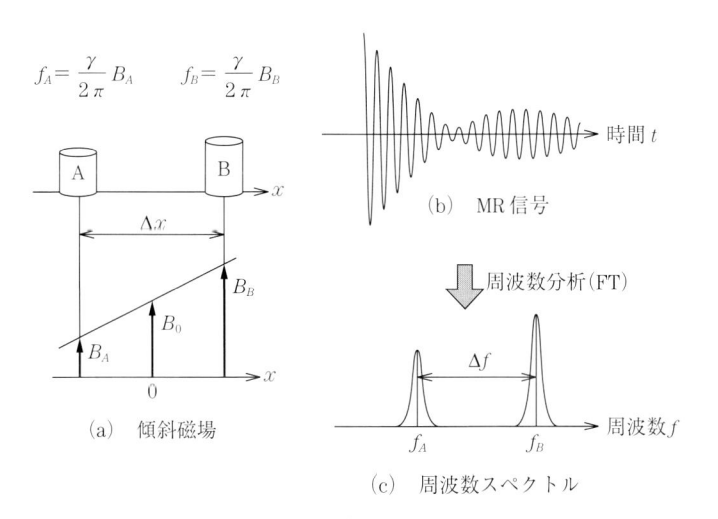

(a) 傾斜磁場　　(b) MR信号　　(c) 周波数スペクトル

図 1.63 傾斜磁場と MR 信号

かれている水サンプルA, Bに対して傾斜磁場B_xを掛けると，水サンプル全体から得られるMR信号は図(b)のようになる。この信号を**フーリエ変換**（Fourier transform, **FT**）**法**と呼ばれる手法によって周波数分析して得られる周波数スペクトルは図(c)のような二つのスペクトルをもつが，そのスペクトルの間隔である周波数間隔Δfが以下の式のごとく水サンプルA, Bの空間的な間隔Δxに対応するのである。

$$\Delta f = \frac{\gamma}{2\pi} Gx \cdot \Delta x \tag{1.12}$$

以上のようにMRIでは，傾斜磁場を静磁場に重畳することで，空間的位置情報をMR信号の周波数情報に織り込み，すなわちコード化（エンコード）して収集し，それをFT法によって周波数スペクトル上で再び空間的位置情報に読み替えるのである。

さて，ここまでは1次元（図の例ではx方向）のみのエンコードの説明であった。画像化のためには2次元（2D），あるいは3次元（3D）のエンコードを行う必要がある。MRIでは2D/3D撮像という場合にはある特定の断面/ボリュームの磁気モーメントmを選択的に励起して，その断面/ボリューム内のmに対してエンコードを行い画像化することが一般的に行われているので，まず選択励起の原理について以下に説明する。

〔2〕 **選択励起法によるスライス面選択**

図**1.64**に示すようにスライス面（断面）をZ軸に垂直な面とすると，まず傾斜磁場B_zを静磁場B_0に重畳したうえで，中心周波数をfとし，Δfの周波数幅をもつ矩形に近い周波数分布をもつRFパルスを照射する。このときの傾斜磁場強度G_zが次式を満たすように設定するとΔzに対応した断層面内のmだけが選択的に励起される。これが選択励起法と呼ばれる手法である。

$$\Delta f = \frac{\gamma}{2\pi} G_z \Delta z \tag{1.13}$$

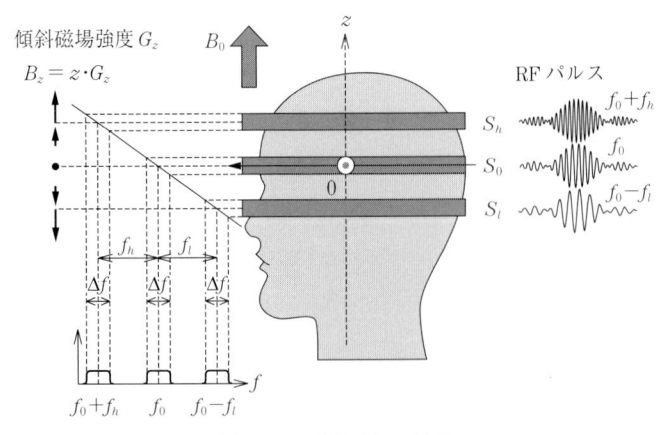

図**1.64** 選択励起の原理

ここで，中心周波数 f は原点 0 からのスライス面の距離 z での磁場強度に比例するラーモアの周波数となる。したがって，同図で異なる位置にあるスライス S_h, S_0, S_l はそれぞれのスライス中心面での磁場強度に対応する周波数を有する RF パルスを用いることで分離して励起することができる。これが**マルチスライス法**と呼ばれるものである。

また，**図 1.65** に示すようにスライス厚は傾斜磁場強度を変化させることで調整できる。ある断面を忠実に画像化するためにはこのスライス選択傾斜磁場強度を大きくしてスライス厚を薄くすればよい。ただし，薄くした分，励起される磁化モーメントが減るので MR 信号が減衰することに留意されたい。一方，後述する 3D 法は選択励起のための傾斜磁場強度を下げることで厚みの大きい，すなわちボリュームとして励起しているのである。したがって，MR 信号強度が大きく，画像の SN 比が向上する。ただし，後述のごとく撮像時間が 2D 法に比べて多くかかる。

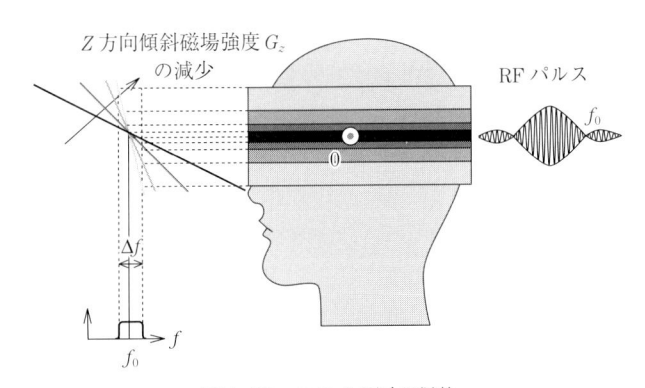

図 1.65 スライス厚の調整

〔3〕 **空間位置情報のエンコード法**

さて，上記の選択励起法によって特定のスライス，あるいはボリューム内の **m** を励起したうえで，得られる MR 信号の周波数に位置情報の織り込み（エンコード）を行う。エンコードの基本的な考え方は前述のごとく傾斜磁場を掛けることで空間位置によってラーモア周波数が変わることを利用するものである。

図 1.66 はスライス面内で簡単化のため 4×4 のマトリクス画像を得るためのエンコードの原理を示す。ラーモア周波数 f_0 を有する回転座標中心 $(0, 0, 0)$ の横磁化 M_{xy} を図 (b) の A に示す。f_0 に対して周波数差が生じると位相の進み・遅れが発生するが，周波数の弁別は信号理論からいってこの位相が 2π（360°）以内であることが条件となる。よって，この例では 360° を 4 分割して，位相 180°, 90°, 0°, −90° とする必要があることに留意されたい。

まず位相エンコードと呼ばれる傾斜磁場 $2 \cdot \Delta G_y$ をある一定時間 t_y だけ掛けると $y = 0$ から Δy 離れた領域では $(\gamma/2\pi) \, 2 \, \Delta G_y \, \Delta y$ の分だけラーモア周波数が異なるので，その周波数の差に比例した速さで M_{xy} の位相が回り，t_y の時間の分だけ位相差が生じることになる。

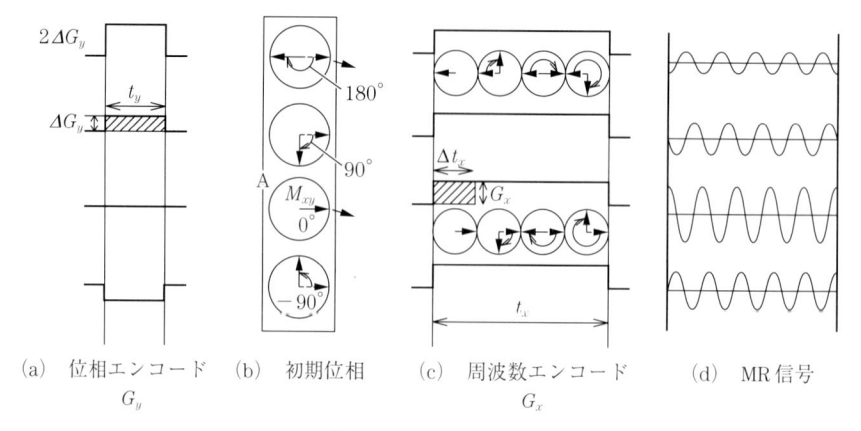

(a) 位相エンコード G_y (b) 初期位相 (c) 周波数エンコード G_x (d) MR 信号

図 1.66 位相,および周波数エンコード

この場合は位相差が 180° となるように ΔG_y と t_y を調整してある。その後,図(c)のように傾斜磁場 G_x を一定時間 t_x だけ掛ける[†] と図 1.63 と同一の原理で x 軸方向の位置が周波数に織り込まれた図(d)の MR 信号が得られることになる。位相エンコードに続くこの傾斜磁場を**周波数エンコード**(frequency encode)**傾斜磁場**,あるいは MR 信号を読み出すときに使用する傾斜磁場という意味で**読出し**(readout)**傾斜磁場**とも呼ぶ。この周波数エンコードにおいてちょうど Δt_x の時間で 90° だけ位相が回るように G_x と Δt_x を調整し,$t_x = 4\,\Delta t_x$ でちょうど 360° 位相が変化するようにしておく。

ついで,再び,前述の位相エンコード傾斜磁場強度から ΔG_y だけ傾斜磁場強度を減少させた位相エンコード傾斜磁場を掛けると $y=0$ からの位相差が 90° となり,その後上記と同様の周波数エンコード傾斜磁場を掛け MR 信号を得る。以上を位相エンコード回数が 4 回となるまで ΔG_y ずつ減少を繰り返すことで初期位相が 90° ずつ異なる図(d)の四つの MR 信号を得ることになる。

〔4〕 フーリエ変換と k 空間

MRI 画像のマトリクスを $N_x \times N_y$ とした場合,**図 1.67**(a)に示すように N_y 個の MR 信号の周波数成分を考えると前述の説明のごとく時間方向は周波数エンコード成分,y 軸方向は位相エンコード成分となっているので,それぞれの成分を FT 法で周波数解析すること,すなわち **2 次元フーリエ変換法**(2D Fourier transform,2DFT)と呼ぶ方法で 2 次元面の位置の識別を行うことが MRI における撮像原理である。

前記の N_y 個の MR 信号が形成する周波数,位相成分を表す空間を k 空間と呼ぶ。k 空間の横軸,縦軸の単位は周波数であり,その範囲は以下の式で表せる。

[†] 図 1.66 において傾斜磁場の表現が矩形パルス状となっている。これは後述するように傾斜磁場は特殊な形状のコイルに電流を流すことで発生させられるが,このときの電流の時間波形の形状が矩形パルス状となっていることによる。

1.4 磁気共鳴診断装置 MRI

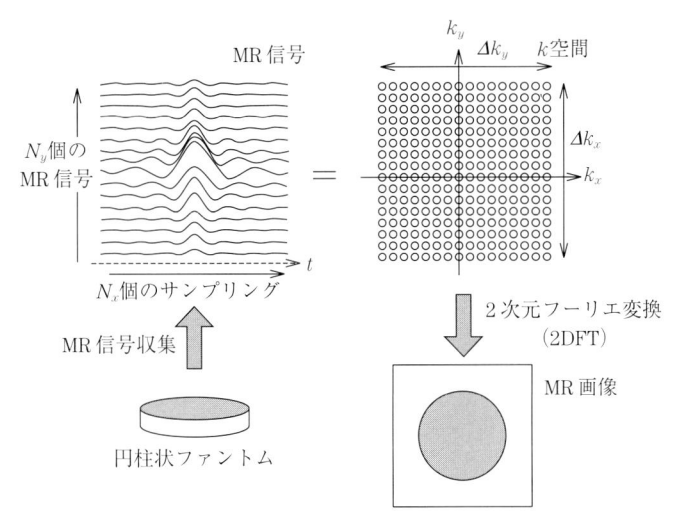

図 1.67 2DFT と k 空間

$$\Delta k_x = N_x \left(\frac{\gamma}{2\pi}\right) G_x \Delta t_x \tag{1.14 a}$$

$$\Delta k_y = N_y \left(\frac{\gamma}{2\pi}\right) t_y \Delta G_y \tag{1.14 b}$$

MRI の 3D 撮像は**図 1.68** に示すように，RF パルスと G_z との組合せによる選択励起によってボリュームを励起した後にボリュームの厚み方向である Z 軸方向の初期位相を変えるような位相エンコード傾斜磁場 G_z をある一定時間（t_z）だけ ΔG_z ずつ変化させることを N_z 回繰り返しながら，前記の位相エンコード傾斜磁場 G_y，周波数エンコード傾斜磁場 G_x によって MR 信号を収集することによって行われる。この場合の MR 信号の個数は $N_y \times N_z$ となる。この MR 信号には 3 次元空間の位置情報がエンコードされているので 2DFT の拡張である 3 次元フーリエ変換法にて 3D 画像を再構成することができる。

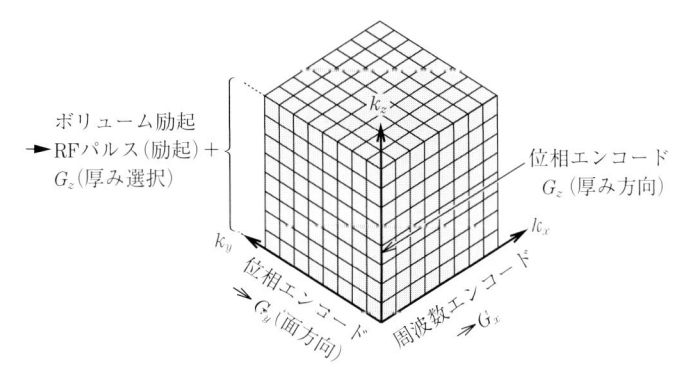

図 1.68 3D 撮像と k 空間

1. 画像診断装置

ここまでの説明では撮像に必要な三つの役割を果たす選択励起，位相/周波数エンコードの傾斜磁場にそれぞれ G_z, G_y, G_x を用いたが，これらの傾斜磁場はおのおの直交独立して等方性を保っているので，おのおのの役割に対して三つの傾斜磁場を自由に割り当てることによって2Dでは任意断面，3Dでは任意方向のボリュームの撮像が機械機構の回転なしで簡単にできる。これは他の診断モダリティにはない MRI の重要な特徴である。以下では役割に対応して，スライス選択傾斜磁場（選択励起用傾斜磁場）を G_s (slice gradiet)，位相エンコード傾斜磁場を G_p (phase-encode gradient)，読出し傾斜磁場（周波数エンコード傾斜磁場）を G_r (readout gradient) と記述する。

1.4.4 パルスシーケンス

1.4.3項で説明したように MRI の画像撮像ではその原理に基づいて，時系列波形（シーケンス）として RF パルス，および3方向の傾斜磁場パルスを制御している。制御されるこれら四つの時系列パルスをパルスシーケンスと呼ぶ。通常の形態画像から特殊な機能画像の撮像に対応して多くのパルスシーケンスがあるが，1.4.4項では基本となるスピンエコー法，グラディエントフィールドエコー法と高速撮像に用いられる高速スピンエコーについて説明する。

〔1〕 スピンエコー法（SE 法）

SE 法は図1.60で述べた90°励起，および180°反転 RF パルスを用いたスピンエコー信号を利用する手法である。したがって，磁場の不均一性の影響を受けにくく，MR イメージングにおいて最も基本的なパルスシーケンスとなっている。

図1.69に SE 法の k 空間走査とパルスシーケンスを示す。90°選択励起 RF パルスとスラ

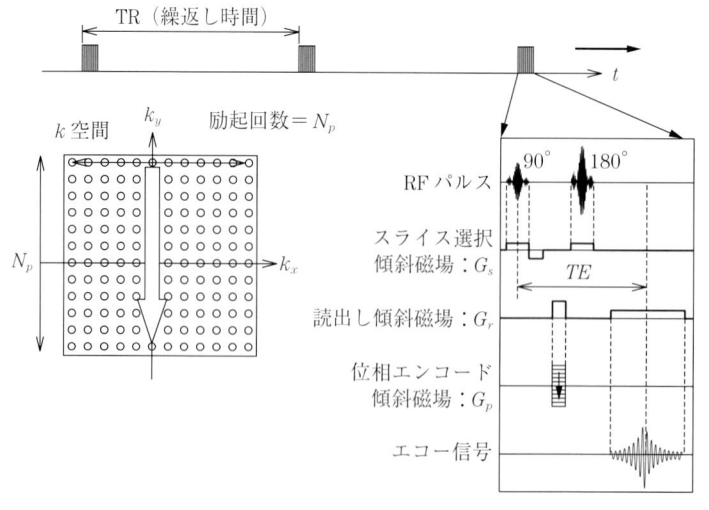

図1.69 スピンエコー法

イス選択傾斜磁場 G_s を同時に印加して，選択スライス内の水素原子核のみを励起し，つい で位相エンコード傾斜磁場 G_p を加えて初期位相情報を付加する．180°反転 RF パルスをス ライス選択傾斜磁場 G_s と同時に加えて，90° RF パルスから TE 時間（エコー時間）後に MR 信号をスピンエコー信号として集める．その際に読出し傾斜磁場 G_r を加えて周波数エ ンコードを行う．このシーケンスを，TR 時間（繰返し時間）ごとに必要な位相エンコード の回数（N_p）だけ繰り返す．よって，撮像時間は TR × N_p となる．

図 1.70 に正常肝と転移性肝癌を例とした SE 法におけるコントラストの付き方を示すダ イアグラムを示す．TR を縦緩和時間 T_1 より十分に長く設定すれば，TR ごとの各励起前に 磁化はもとの状態に戻るので，TE を短く設定すれば**水素密度画像**（proton density image, **PD 画像**）が，TE を長く設定すれば組織間の T_2 値の違いを反映した T_2**強調画像**（T_2 weighted image，T_2**W 画像**）が得られる．

180°反転 RF パルスを最初のスピンエコー信号収集後にさらに加えて，上記の TE の異な る二つのスピンエコー信号を 1 回の励起で収集するマルチエコー法（**図 1.71**）が利用され

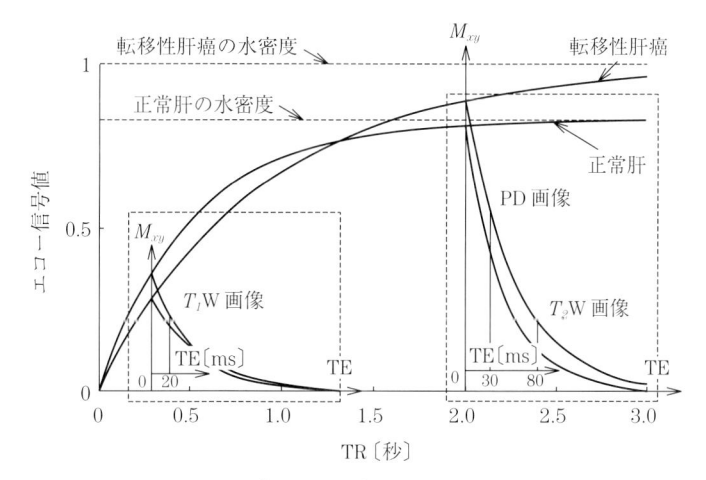

図 1.70 スピンエコー法におけるコントラスト

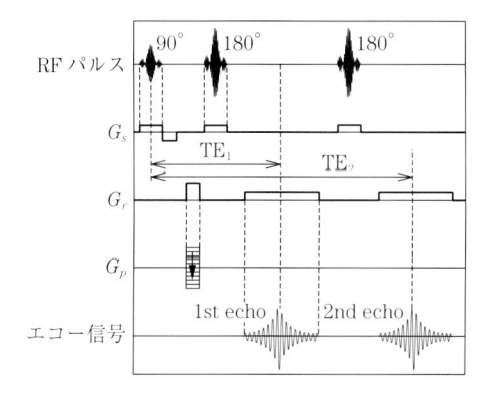

図 1.71 マルチエコー法

る。また，ある選択スライス面での長いTRの時間を利用して，1.4.3項〔2〕の"選択励起法によるスライス面選択"で説明したマルチスライス法によって，異なる複数の選択スライス面でのスピンエコー信号を収集することも一般に行われている。**図1.72**にTR間に別の四つのスライスからそれぞれのスライス位置に合わせたラーモア周波数を有するRFパルスを用いてエコー信号を収集している例を示す。

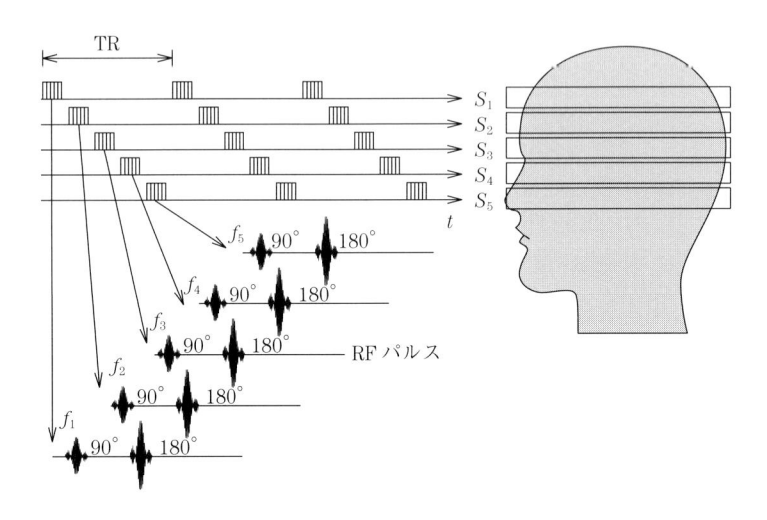

図1.72 マルチスライス法

　TRを緩和時間T_1より短く設定すると磁化がもとの状態に戻る前につぎの励起が行われるためMR信号は飽和して弱くなる。組織間にT_1値の違いがあると飽和の程度が違うためT_1値の違いを反映した**T_1強調画像**（T_1 weighted imaging，**T_1W画像**）が得られる。

〔2〕 インバージョンリカバリー（IR）法

　T_1強調の別の方法として縦緩和時間の説明で用いた図1.57のように，最初に180°RF反転パルスを用いて磁化M_zを反転させ，T_1緩和によって磁化が戻る途中でSE法を使ってMR信号を収集する**IR**（inversion recovery，**インバージョンリカバリー**）**法**がある。このパルスシーケンスを図1.73(a)に示す。最初に180°RF反転パルスを加えスライス面内の磁化を反転させる。反転後，磁化は次第にもとの状態に戻るが，組織間のT_1緩和時間の違いによって戻る早さが違ってくる。180°RFパルスを加えた後，TI（インバージョン）時間待ってSE法と同様に90°/180°RFパルスによってエコー信号を生成し，このMR信号から画像を再構成するとT_1が短い部分は磁化の回復が早いので高信号に，T_1が長い部分は磁化の回復が遅いので低信号となり，緩和時間T_1の違いを強調したT_1W画像が得られる。

　このIR法は図1.73(b)に示すようにT_1値の違いを利用して，画像診断上不要となる組織間の脂肪や**脳脊髄液**（cerebro-spinal fluid，**CSF**）からの信号を抑制するためにも利用される。すなわち，組織間の脂肪はT_1値が短いのでT_1強調画像で高信号となり脂肪に埋もれた

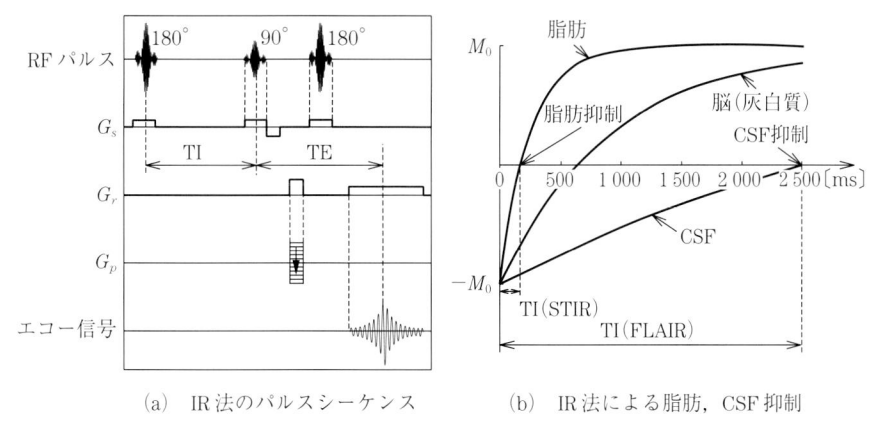

(a) IR法のパルスシーケンス　　(b) IR法による脂肪，CSF抑制

図 1.73　IR 法

組織病変が診断しにくい場合がある。本 IR 法において TI を脂肪の信号がマイナス側から回復してほぼゼロになる時間に設定することで，IR 画像上で脂肪の信号が抑制される。この効果を利用して，脂肪からの信号を抑制する方法が **STIR**（short TI inversion recovery）**法**と呼ばれ，腹部や関節部などの診断に利用されている。同じ原理を使った長い TI によって CSF の信号を抑制する方法は **FLAIR**（fluid attenuated inversion recovery）**法**と呼ばれ，CSF に接する脳表面部分の病変や頭部外傷の診断に用いられる。

〔3〕 グラディエントフィールドエコー（**GFE**）法

T_1W 画像撮像のために繰返し時間 TR を短くする SE 法には，二つの高周波パルスを使用するので TR をあまり短くできないという欠点がある。これに対して図 1.74 に示すパルスシーケンスでは SE 法の 180° RF パルスの代わりに読出し傾斜磁場 G_r の極性を反転させてエコー信号を集める。このエコー信号を**グラディエントフィールドエコー**（gradient field echo，**GFE**）と呼ぶ。これによりエコー時間 TE を短縮することができる。さらに，高周波パルスの励起角度（フリップ角）を 90° より小さくすることで磁化がもとに戻る時間を短縮することができ，飽和の影響を低減できる。この方法によって撮影時間が短縮できるので

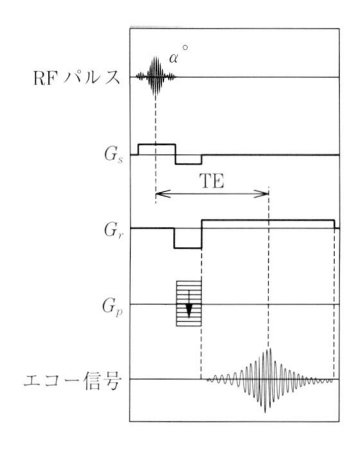

図 1.74　GFE 法

3次元のMRA (MR angiography)（1.4.6項[2]）や数秒以下の位置決め画像，ダイナミックスキャンなどの撮像に使われている。

ただし，この方法の欠点はエコー信号を集めるために傾斜磁場を使うためスピンエコーのように静磁場の不均一性をキャンセルできないので，その分だけ式(1.9)に基づくT_2^*の効果により十分なMR信号を集めることができない点にある。この傾向は高磁場MRIほど顕著に現れる。

[4] 高速スピンエコー (fast SE) 法

MRIの弱点の一つは撮影時間が長いことにある。SE法やGFE法において単純にTR，TEを短縮すると撮影時間は短くなるが画像のコントラストが劣化してしまう。そこで，画像コントラストを維持したまま撮影時間を短縮する方法として以下の**高速スピンエコー法** (fast SE) が標準的に使われている。

SE法では1回の励起ごとに位相エンコード量を変化させて信号収集を行うため例えば256通りのエンコードに加算回数を掛けた回数のRF励起が必要であった。fast SE法では**図1.75**に示すように異なる位相エンコード量のもとでスピンエコー法の最初のエコー信号収集後に180°反転RFパルスを連続的に印加して得られるマルチエコー信号を収集することによって1回の高周波励起でエンコード量の異なる複数のエコー信号を収集する。例えば1回のRF励起によって8エコー収集すれば，SE法に比べて8分の1の撮影時間で画像再構成に必要なエコー信号を集められるのである。fast SEではこのマルチエコー数を**エコートレインレングス** (echo train length, **ETL**) と呼ぶ。各マルチエコー信号はT_2の時定数で減衰するので，画像SN比はSE画像に比べて低下する。しかし，MRI画像のコントラストはk空間でのゼロエンコード付近の成分によってほとんど決まるので，ゼロエンコード付近に割

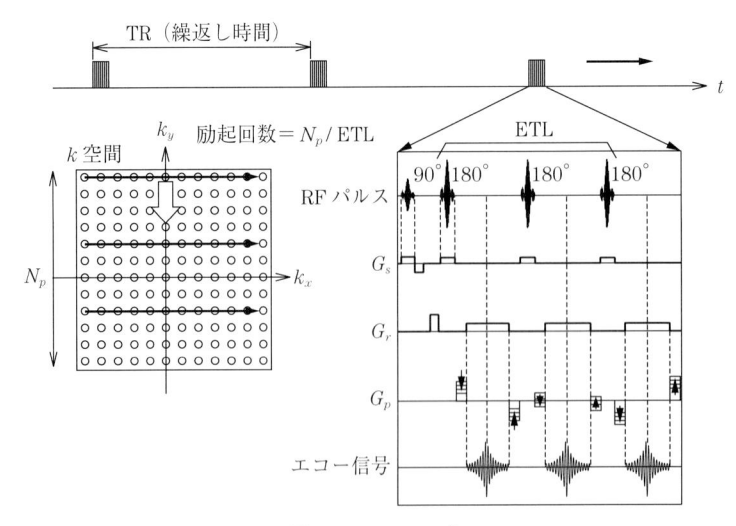

図1.75 fast SE法

り当てたエコー信号の TE 値で画像のコントラストはほぼ決まる。すなわち，同じ TE 値で撮影した SE 画像に近いものとなる。通常 ETL は撮影目的に応じて数エコーから十数エコーの条件で撮影が行われており，撮影時間も頭部で 2～4 分，腹部では息止め可能な時間内まで短縮してきている。この画像例を図 1.76 に示す。

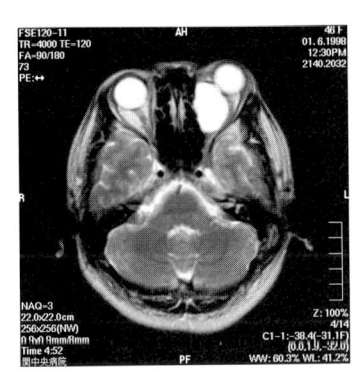

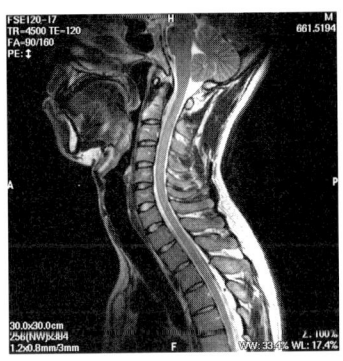

(a) 頭部画像例　　(b) 頭頸部画像例

図 1.76　fast SE 法による画像例

1.4.5　MRI を構成する主要なハードウェア

MRI システムの構成例を図 1.77 に示す。主な構成は磁石架台部，高周波（RF）の送受信部，寝台，制御・画像処理部，およびコンソールに分けられる。

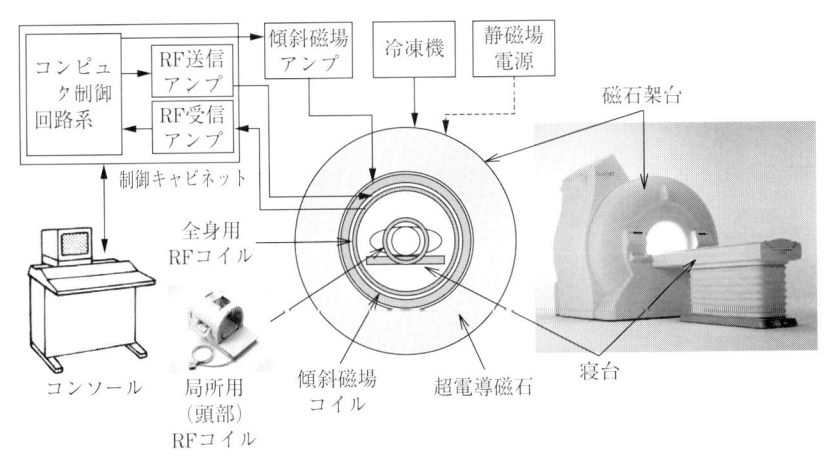

図 1.77　超電導 MRI システムの構成例

〔1〕 静磁場磁石

静磁場磁石は静磁場 B_0 を発生させる磁石で，撮影領域内で（一般には直径 50 cm の球内で）10 ppm 以下の空間的均一性と 0.1 ppm/h 以下の時間的な安定性を必要とされる。現在臨床的に使われている磁場強度 0.5～1.5 T の MRI の静磁場磁石は超電導磁石である。こ

の超電導磁石は基本的には電気抵抗がゼロとなる超電導状態を有する円形のコイル線材に一時的に電流を供給し，その後は電流供給なしの状態で永久電流ループが発生する磁場を利用しているものである．したがって，電力損失がなく高磁場の発生が容易で，安定性もよいことが特徴である．

超電導磁石の構造は，図1.78に示すように均一な静磁場を形成するようなパターンとなっている超電導線材の巻枠ごと真空断熱容器に封入し，超電導状態を常時保持するために超電導線材は冷媒の液体ヘリウム（絶対温度4.2 K）に浸されるようにしてある．断熱容器に侵入するわずかな熱によって液体ヘリウムは蒸発するので，その蒸発量を減らすために液体ヘリウム容器のまわりを2段構成の冷凍機や安価な液体窒素を用いて冷却している．

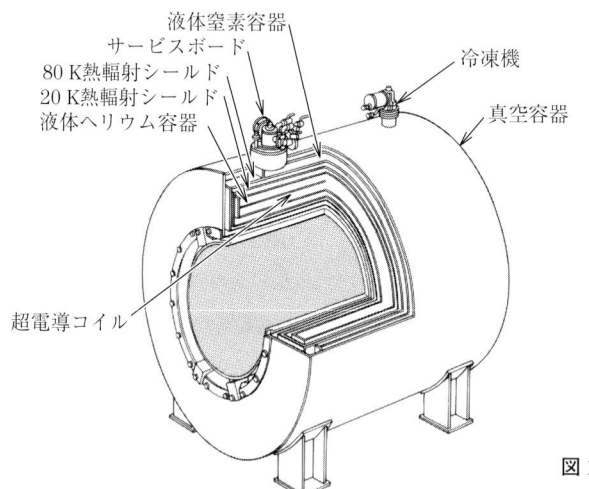

図1.78 超電導磁石の構造

〔2〕 RFコイルと送受信アンプ系

RFコイルは，被検体に磁気共鳴現象を生じさせるラーモア周波数の電磁波を照射（送信）し，ついで人体から放射される微弱な共鳴MR信号を検出（受信）する二つの機能をもつ．送信のみ，受信のみ，あるいは送信受信の両方を行うRFコイルがある．

RFコイルにて広い領域を均一に高いSN比で撮影することが望ましいが，高いSN比と広い均一な感度領域を両立させることができない．したがって，必要最小限の感度領域のRFコイルを選択し，最大のSN比を得るため図1.79に示す頭部用RFコイルなどのように，人体各部位で専用のRFコイルが用意されている．

励起のための送信時には高い出力を有するRFアンプから高周波電流をRFコイルに供給し，MR信号の受信時には高い増幅率を有する受信アンプによって微弱な信号を増幅し，後述の画像信号処理部に送る．

頭部用RFコイル　　　　　　腹部用RFコイル

脊椎用RFコイル　　　　　　表面RFコイル

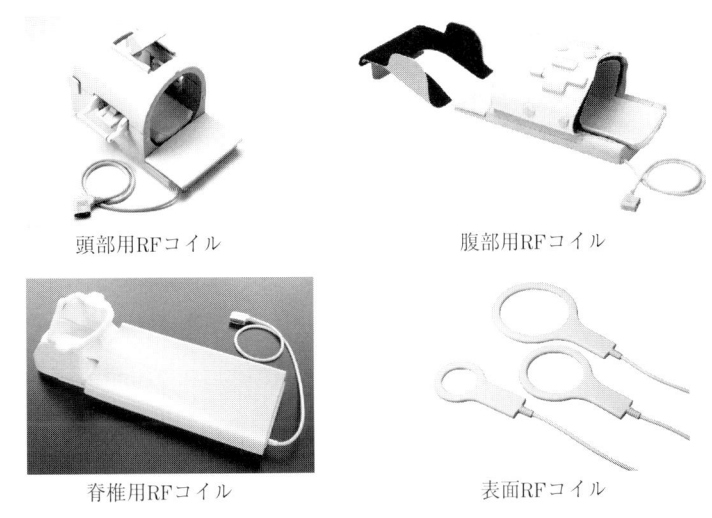

図 1.79 RF コイル

〔3〕 傾斜磁場コイルと傾斜磁場アンプ系

1.4.3項で説明した傾斜磁場を発生するコイルが傾斜磁場コイルであり，G_x, G_y, G_z に対応して3組のコイルで構成されている。**図 1.80** にシールド型傾斜磁場コイルの例を示す。ここでシールド型とは傾斜磁場コイルで発生する磁場が外側の静磁場磁石に影響を与えないようにする目的の構造のものである。図に示すような特殊なパターンを有するコイルに傾斜磁場アンプから電流を供給することで撮影領域内に線形性の高い傾斜磁場を形成することになる。

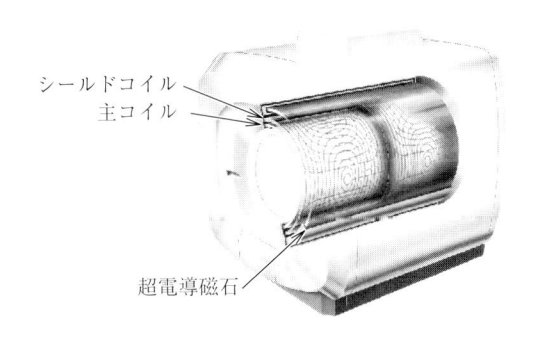

シールドコイル
主コイル
超電導磁石

図 1.80 シールド型傾斜磁場コイル

傾斜磁場コイルは強い静磁場の中に配置されているために，コイル導線に電流が流れるたびにフレミングの左手の法則で知られる電磁力が導線にかかり，導線を支持している円筒体全体が機械的に振動するために"バン，バン"という騒音が発生する。この騒音は特に高磁場 MRI における特有の問題である。

〔4〕 制御・画像信号処理・コンソール部

制御部は後述する各種の撮像法に応じて傾斜磁場と電磁波（高周波磁場）の生成をコントロールする．画像信号処理部は受信アンプから送られてくるMR信号をディジタル変換して2次元/3次元フーリエ変換してMR画像を再構成し，画像フィルタや3次元表示などの画像処理を行うものである．操作者はコンソールにて各種撮像，画像表示，あるいはフィルミングなどの操作を行う．

1.4.6 MRIの臨床応用機能

MRIでは1.4.5項で説明した基本的なパルスシーケンスにより人体の実質臓器をT_1W，T_2W画像を中心としてコントラストよく撮像する能力に優れているが，さらに造影剤を用いてよりコントラストの高い形態画像の取得や血流など生体機能を可視化する撮像法も実現できている．ここではそれら種々の撮像法の中で代表的な手法を臨床応用機能として説明する．なお，おのおのの撮像法のパルスシーケンスについては章末の引用・参考文献5），6），7）を参照されたい．

〔1〕 造影 MRI

MRI造影剤は基本的にその周辺の水プロトンの緩和を促進すること，すなわちT_1，あるいはT_2緩和時間の短縮効果によってMR信号強度に変化を与えるものである．現在，臨床で最も一般的に使用されている造影剤は**Gd-DTPA**（gadopentetate dimeglumine）と呼ばれるもので，通常肘静脈から注入され心臓を通して非特異的に全身に分布し，血管壁細胞を超えた細胞外液にまで信号強度を変化させる．したがって，心時相に応じて臓器への造影剤の到達時間が異なることと病巣での造影剤の分布の違いを利用して病巣の存在，鑑別診断が行われる．

また，肝臓への組織特異性造影剤として**SPIO**（super-paramagnetic iron oxide）と呼ばれる造影剤が臨床適用されている．この造影剤は超常磁性を有し，強いT_2短縮効果を与え，かつ正常肝組織に分布するクッパー細胞に特異的に貪食される性質をもつ．したがって，T_2W撮像法においてクッパー細胞を含まない肝腫瘍などの病巣と正常肝組織との間で信号強度の著しい差が生じることを利用した診断が行われる．

〔2〕 MRA

静止している実質に対して血液の流れによってMR信号の成分が異なることを利用して血管のみを撮像するMR画像化法を**MRA**（MR angiography）と呼ぶ．MRA特有のパルスシーケンス手法として**TOF**（time of flight）**法**と**PC**（phase contrast）**法**がある．さらに造影剤利用の造影MRAがある．

TOF法はグラディエントフィールドエコー（GFE）法を用いた流れによるMR信号の増

強効果を利用している。GFE法においてあるスライスを撮像する場合には短い繰返し時間TRで何度も90° RF励起パルスが与えられる。そのために，その断面内の静止している実質の縦磁化はもとのM_0に回復するまでに何度も倒されることになり，最終的に磁化はM_0の値よりも低い状態（steady state，定常状態）で**飽和**（saturation）してしまう。一方，図**1.81**に示すように流れによってRFパルスによる励起を受けていないプロトン（血液）がそのスライス断面に流入してくると，十分な縦磁化を有しているため信号強度はまわりのプロトン（実質）によるものと比べて増強するのである。この増強効果を**インフロー効果**（inflow effect，**流入効果**）と呼ぶ。図**1.82**にTOF法による頭部MRA画像を示す。

PC法は**バイポーラ型傾斜磁場**（bipolar gradient）と呼ばれる傾斜磁場を含むパルスシーケンスにて血流速度の情報を画像化するものである。図**1.83**に示すようにバイポーラ型傾

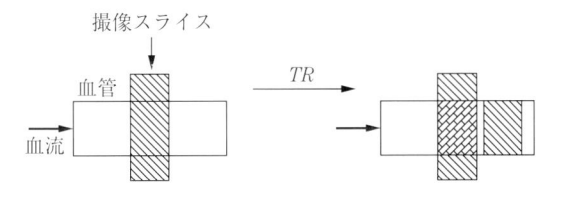

図**1.81** MRA（TOF法）における流入効果

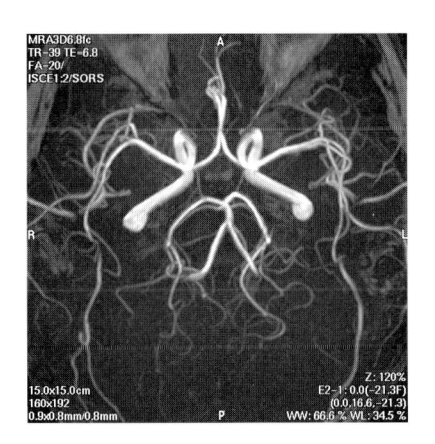

図**1.82** TOF法による頭部MRA画像

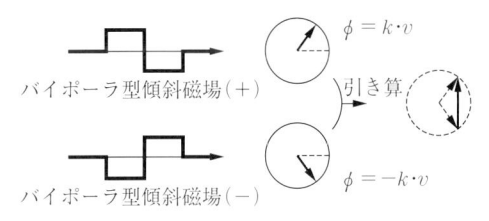

図**1.83** MRA（PC法）における位相シフト検出

斜磁場を含む GFE 法にて信号収集を行うと，血流速度 v に比例した位相差（位相シフト）のある MR 信号が得られる．静止している実質部では速度がゼロなので位相シフトはない．さらにバイポーラ型傾斜磁場の極性を反転して MR 信号を収集し，二つの信号から得られる画像を引き算すると，静止部はともに位相シフトはないので打ち消し合い，動いている血流の部分のみが残り，速度画像が得られる．上記はある傾斜磁場方向の現象なので，X, Y, Z の 3 方向に対して速度画像をつくり，それらを合成することで PC 法による MRA が得られる．

　頭部のように飽和していない大量の血液が流れ込む場合には TOF 法は有効であるが，胸部，腹部，下肢のコロナル断面など広い領域を撮像する場合には，血液も実質部と同じように飽和するために TOF 法では撮像困難となる．このような場合には T_1 緩和時間の短縮効果を有している造影剤を静注する造影 MRI にて血液の信号強度を上げる造影 MRA が用いられる．この方法では流入効果を用いないことから血管狭窄などでの乱流の影響も受けにくいので精査目的での検査に利用されている．図 1.84 に胸部での造影 MRA 画像例を示す．

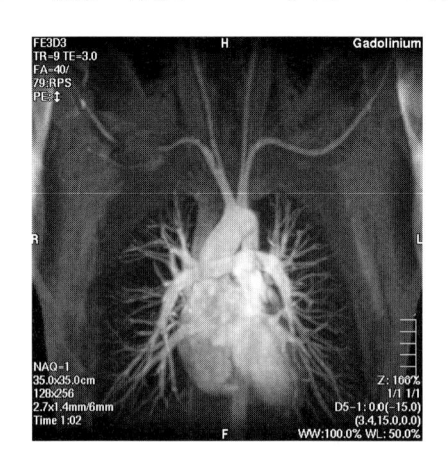

図 1.84　造影 MRA 画像例

〔3〕 心臓イメージング（心臓 MRI）

　MRI の心臓への臨床適用は，性能の高い傾斜磁場系と心臓用 RF コイルなどの開発により短時間で空間分解能の高い高速ダイナミック撮影によってなされてきた．また，前記の Gd-DTPA に比べて血液中での滞留期間の長い blood pool agent と呼ばれる新しい造影剤の開発も進められており，よりコントラストの高い心臓 MRI が実現されてきている．

　心室機能診断のための撮像法として代表的な black blood 法による左心室の長軸/短軸画像を図 1.85 に示す．この手法は図 1.86 のパルスシーケンスに示されているように心臓全体に非選択的 180°反転 RF パルスを印加直後に撮像断面に選択的 180°反転 RF パルスを印加することで，心筋での磁化は即座に回復させ高信号とし，血液の磁化は非選択的 180°反転 RF パルスのみを印加されたことになるため次第に縦緩和が進行し，その磁化が 0 まで回復した時点で信号収集を行うことで血液の充満している心腔内が低信号となることを利用して

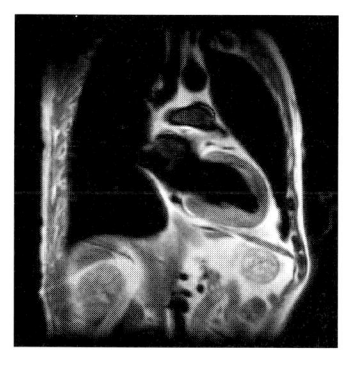

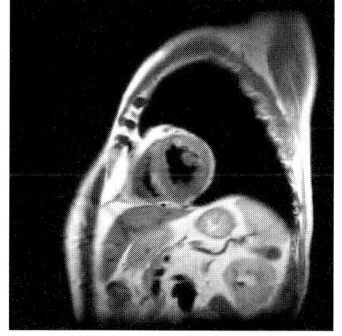

(a) 左心室長軸　　　　　(b) 左心室短軸

図 1.85 左心室の長軸/短軸 画像（black blood 法）

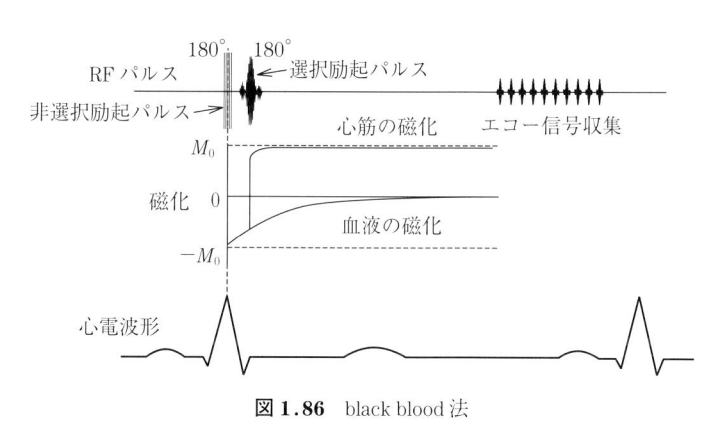

図 1.86 black blood 法

いる。これは IR 法で説明した IR 法の脂肪抑止への応用と同様の考え方を血液に適用したものと考えてよい。

1.4.7 MRI 装置の安全性

MRI は電離放射線を使用しないため被曝の問題はなく安全である。しかしながら，静磁場，傾斜磁場，および高周波磁場（RF パルス）の磁場エネルギーがなんらかの作用で人体へ影響することから自ずと限界があることは容易に理解される。以下にそれぞれの磁場における留意点を説明する。

〔1〕 **静　磁　場**

静磁場の人体への影響は電気生理学的影響と人体内にある金属や人体に装着されている電子装置への影響に大別される。前者については眼球や頭部が静磁場中で動くときに発生する誘起電流が神経伝導経路へ影響を与えることが考えられるが，厚生省（現厚生労働省）ガイドラインで臨床試験が必要はないとされている 1.5 T 以下では影響はない。

後者の人体内の金属，例えば脳動脈瘤（りゅう）の治療に用いられるクリップが金属の場合には静磁

場によりクリップにトルクなどの力が作用してしまう。また，心臓ペースメーカでは動作不良になる可能性がある。よって，検査前の金属発見器によるチェックや患者へのインタビューによる確認が必要である。

なお，上記の人体装着治具以外に磁石設置環境内での安全性を確保するために 0.5 mT 以上の領域を磁場発生区域として設定し，注意標識などを用いてその区域への立入りを制限している。

〔2〕 傾斜磁場

傾斜磁場パルスにおいてパルスの立上り，立下りの部分では磁場の時間変化率（dB/dt）に比例した渦電流と呼ばれる誘起電流が体内を流れる。原理的には体表で大きな値となる。高速撮像が可能な MRI 装置では傾斜磁場強度の増大，およびパルスの立上り時間／立下り時間の短縮により dB/dt 値が大きくなり，誘起電流が神経刺激のしきい値を超えると患者の体表にある末梢神経が刺激され，しびれを感じさせることになる。一般に dB/dt 値が 20 T/s 以下であれば問題はない。この値は，例えば頭部（半径 0.1 m）において傾斜磁場強度が 20 mT/m，立上り時間／立下り時間が 0.1 ms のときの値となる。

〔3〕 高周波磁場

RF パルスである高周波磁場はその周波数（ラーモア周波数）と強度の掛け算の 2 乗に比例したエネルギーが発熱という形で人体に影響する。この発熱の安全性の指標として W/kg の単位を有する**比吸収率**（specific absorption rate, **SAR**）を用いる。国際安全基準では 1 ℃ 以内の発熱量を基本として例えば全身で 1.5 W/kg を上限としている。局所的な発熱では頭部で 3 W/kg（任意の 10 分間のスキャンにおける平均）と上限値を緩くしている。

1.5 超音波診断装置[10]

1.5.1 概　　　要

超音波画像とは，体表から体内に向けて超音波を当てて，当てた部分だけの主に解剖学的情報を，2 次元断層像などによって描出したもの，さらにドプラ機能（1.5.3 項〔5〕）を有する場合には血流などの動きの情報を描出したものをいい，超音波のエコーの原理（1.5.3 項）を用いたのでエコー図とも呼ぶ。超音波診断装置とは超音波画像を表示（描出）する装置を指している。さらに，超音波診断法とは超音波を用いた検査法のことをいう。エコー図を用いたという観点からエコー図法ともいう。

特徴としてはまず，(1) 局所に限定して超音波を当てることができること，(2) リアルタイム表示すること，(3) 非侵襲（無侵襲），無傷の検査であること，を挙げることができる。**リアルタイム**（real time）とは，"同時に"，"即座に" の意味で，このことが動画観測

1.5 超音波診断装置

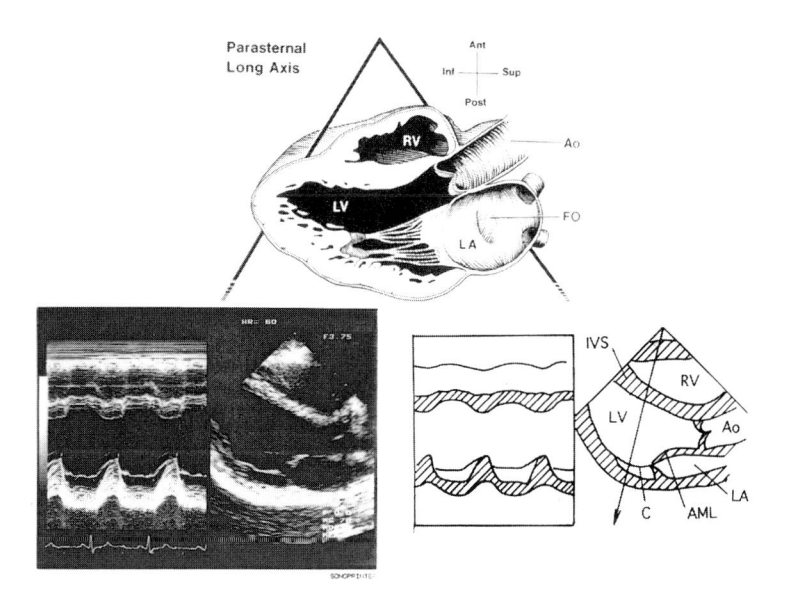

(a) 心臓を描出したセクタ画像の例。下段はMモード心エコー図（左）と断層心エコー図を対にして超音波画像とその模式図を示す。周波数3.75MHz, Parasternal Long Axis：胸骨傍—長軸断面, Ao：大動脈, RV：右心室, LV：左心室, LA：左心房, IVS：心室中隔, AML：僧帽弁前尖, C：腱索, FO：卵円窩, Ant：前, Post：後, Inf：下, Sup：上

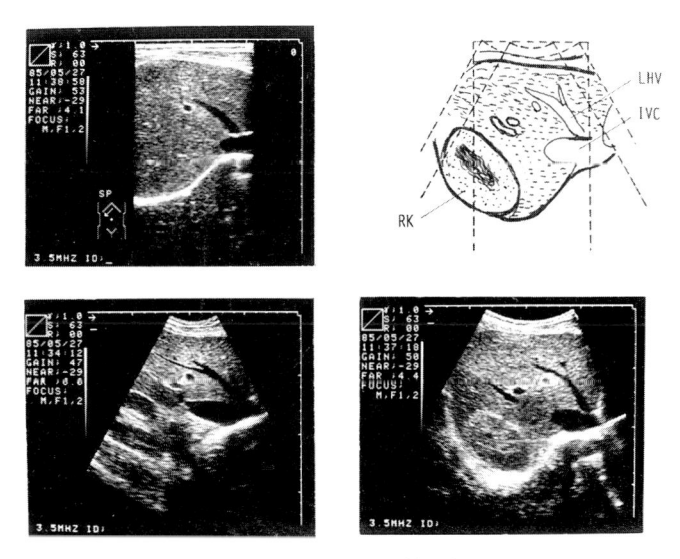

(b) 肝臓，腎臓を描出したリニア画像（左上）とオフセットセクタ画像（コンベクス画像）の例。周波数3.75MHz, LHV：左肝静脈, IVC：下大静脈, RK：右腎

図 1.87　超音波画像の例

を可能とし，画像を表示しながら目的部位を探すことも可能にする。**図 1.87** に心臓（図(a)）と腹部の例（図(b)）を示す。

1.5.2　超音波の性質
〔1〕　超音波は媒質内の微小振動の伝搬

そこでまず，超音波とはなにか。物体内において自然に，あるいは人為的に機械的な振動が発生すると，この振動は発生した一箇所だけでとどまるのではなく，物体内を伝搬していく。このように機械的振動が伝搬する現象のことを音波または超音波といい，音波または超音波が伝搬する物体を音響媒質，伝搬媒質という。真空中は媒質が存在しないので超音波は伝わらない。

では振動はなぜ起きるのか。このことをばねにみられる（力学的）エネルギー保存則について観測して理解することを試みる。ばねを両側から押すと（外力を加えると）縮み，縮んだ状態で手を離すと（外力を取り去り自由にすると），もとの長さに戻ろうとしてばね自身の伸びる方向の力（復元力）が働いて運動をする。

つぎに，もとの長さまで戻ったときに復元力はなくなるが，今度は慣性力が働くのでばねは急には止まることができずに，もとの長さ以上に伸びる方向に運動する。この運動はばねを伸ばす運動であり，ある一定の長さまでばねが伸びると運動は瞬時だけ止まる。その直後にばねは先の場合とは逆に縮む方向に復元力が働いてもとの長さに向かって運動する。

このように，ばねはいったん縮めるか伸ばすかしてひずませると，復元力と慣性力が交互に作用して伸縮運動を繰り返す。これは弾性体の特徴であり，伸縮は1回だけでなく繰り返すので，この現象を振動という。この振動の規模は音さや太鼓のように肉眼で確認できるものも，肉眼では到底見えないオングストローム（Å）レベルのものもある。すべての物体は，固体であれ気体であれ液体であれ，程度の差はあるが以上述べたようにいったんひずむと振動する性質をもっている。この振動は実際には損失があるため，ある回数に止まる。

図 1.88 は媒質中において左端に外力を加えて例えば2周期の粗密分布を生じさせた場合，仮に設けた縦の直線上にあった微小部分がもとの位置からずれて，すなわちひずんで，このひずみがつぎつぎと隣に力を伝え，右の方へひずみが移動していくことを模式的に示している。この移動が超音波の伝搬である。

特に断りもなく弾性体というときはゴムのように弾性が特徴となるような材料を指すが，すべての物体は多かれ少なかれ弾性をもっている。生体組織も例外ではない。この生体組織の計測に超音波を用いると，音響媒質である生体組織の弾性（硬さ），正確には粘性を併せもつため粘弾性に係わる情報を引き出すことが可能となる。

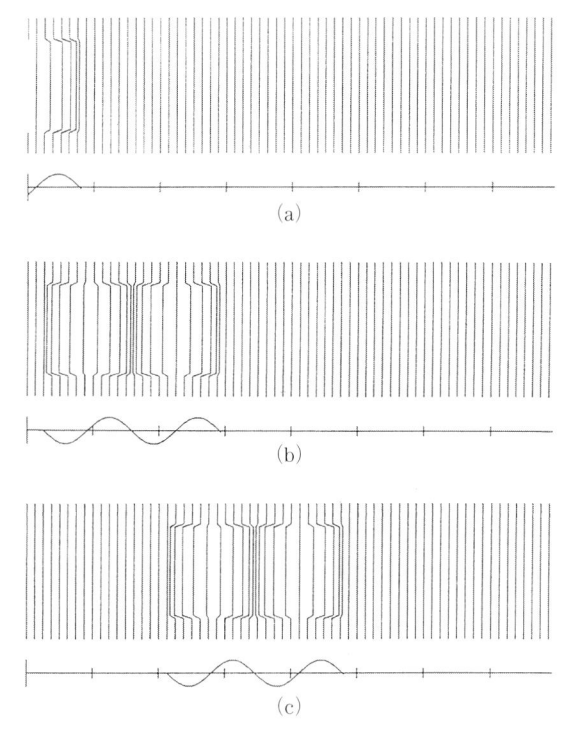

媒質内格子を考え，左側から短時間のパルス状外力が働いたため，媒質内に局所的な応力とひずみの分布が生じ，粗密状態ができた。このひずみ分布（粗密状態）が伝わっていく様子を (a)，(b)，(c) の順に示している

図 1.88 音響媒質中の伝搬を示す模式図（媒質の格子状モデル）

〔2〕 超音波の送信と受信

つぎに超音波自体の発生について述べる。**図 1.89** に示すように超音波振動子と呼ぶ素子（電子部品，大きさが 1 円硬貨で厚みが 0.3 mm 程度）に電気信号を電界として印加すると機械的ひずみが微小の機械的振動として生じる。この振動は隣接する音響媒質に伝わるので，振動子が超音波を発生し，隣接する媒質中へ超音波を送信したことになる。そして，媒

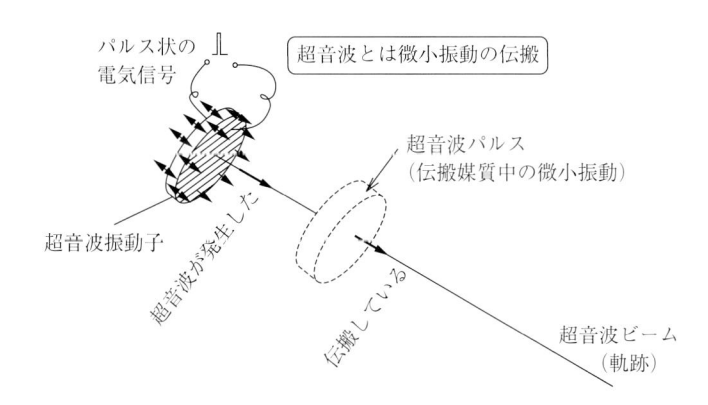

超音波振動子に微小な機械的振動が生じ，隣接する媒質に微小振動が伝わる

図 1.89 超音波の発生と伝搬

質中では微小振動が伝搬していく。

いま，振動子を送信用に用いたが，逆に振動子は機械的振動を受けると電気信号を発生する働きをもつので，超音波の受信用としても用いることができる。したがって，いったん送信波を送信した後で，つぎに送信するまでの間に，反射体に当たり反射して戻ってくる超音波を送信波とは区別して受信することが可能になる。ここで発生させた送信波は超音波パルス（1.5.3項〔1〕）といい，反射体に当たって生じる反射波を**エコー**（echo）と呼んでいる。こうして同一振動子によって送信と受信を行うことができる。このような手法をパルス反射法，パルスエコー法という。

〔3〕 **超音波は反射する**

生体内では，皮膚，筋，血管，神経，結合組織，液体，臓器などの各種の構造物が合目的的に構築されており，それら構造物はさらに細胞，膠原線維，弾性繊維，脂肪など組織の構成要素，すなわち組織要素でもって構成されている。

すなわち，生体内は構造のうえから均一物質ではないだけでなく，音響的に見ても不均一である。換言すると，音響的性質の異なる媒質が配列しているということと同じである。

音響的性質としての一つに音響インピーダンスという物理量があり，この量は

$$[音響インピーダンス] = [密度] \times [音速] \tag{1.15}$$

で表している。この音響インピーダンスが異なる媒質が配列しているところに，詳しくは相異なる媒質同士の境界面に超音波が入射してくると一部は反射し，その他は透過していく（進んでいく）。超音波を反射するこのような境界面を反射面，反射源，エコー源などといい，生体内では無数の組織要素が無数の境界面を構成しているので，無数のエコー源が3次元的に配列している。

〔4〕 **超音波画像は硬さの差異の分布を描出する**

では，超音波によるパルスエコー法を生体に適用するといかなる情報を得ることができるのか。前述したように，エコー源のところでエコーが発生するので，エコーの発生は第1にエコー源の存在の情報となる。

発生したエコーの強さはエコー源としての強さ，すなわち境界面における音響インピーダンスの差異の大きさなどを表す。"など"というのはエコー源の密集の程度，境界面の傾きなども関係するからである。これが第2の情報である。

超音波を体表から体内に向けて送信すると，その進路上に配列している無数のエコー源の場所でエコーを発生しながら奥へ向かって伝搬していくので，浅い部位で発生したエコーは早く受信され，深い部位で発生したエコーは遅れて受信される。すなわち，深さの情報となる。これが第3の情報である。

さて，エコー源の存在を深さ方向に識別しながら，超音波を送信する方向を順次変えてい

くとどうなるか．それは，送信方向を変える方向，すなわち深さと直角方向の位置情報（第4情報）が加わるので，エコー源の分布に関する2次元的情報を得ることができるということである．

超音波画像はこのような情報をまとめて2次元のエコー源分布を画像として描いたものをいう．なお，3次元的に方向をかえればエコー源の分布についての3次元情報を得ることができる．

さて，エコー源は主に音響インピーダンスの差異を反映した．軟組織同士であれば密度差は音速差に対し1けた小さいので，音響インピーダンスの差異はほぼ硬さの差異といってよいことになる（骨は硬組織，他の軟らかい組織は軟組織と呼んでいる）．

なお，音響インピーダンスとは物を押したり，叩いたりしたときの手ごたえのようなものである．硬い物ほど手ごたえがあるという考え方でよい．例えば，金属（鋼），骨，水，および空気の音響インピーダンスはそれぞれ比率で示すと，46，6，1.5，0.00042となっている．軟組織同士であってもわずかな硬さの差異があればそのエコーの境界でエコーが生じ，軟らかい物質の典型であるトーフとプリンの硬さの差異よりもっと小さい差異であってもエコーが生じる．

1.5.3　超音波画像の成立ち

超音波画像の画像構成法はいくつかあり，各手法の特徴は対象部位に応じた超音波ビームの走査法と探触子の形状にある．ここでは，超音波診断装置が採用している基本的なリニアー走査法を取り上げ，画像ができるまでの仕組みを紹介したうえで他の走査法を紹介する．

〔1〕超音波パルスと超音波ビーム

最初に超音波画像を説明するために，超音波パルスと超音波ビームについて述べる．

パルスとは継続時間がきわめて短い現象を指し，その現象の継続時間（パルス幅），伝わる速度，伝わるために要する時間などに関心をもつ場合に用いている．図1.89では破線で示した振動している空間を指す．ビームとは線状の軌跡を描いて伝わる現象で，電子の運動，光の伝播，音波の伝搬などに用いる言葉である．いずれも空間幅，経路などに関心をもつ場合に用いている．図1.89ではパルスが伝搬していく軌跡を指す．

したがって，超音波診断装置では周波数が約2～10 MHzの超音波パルスで超音波ビームを構成して，前述のパルス反射法を実施しているという説明の仕方が可能になる．

〔2〕画像構成の知識

生体内に1発の超音波パルスを発射して，同一の探触子でエコーを受信すると，超音波探触子から遠いものほど時間的に遅れて帰ってくる．そこで，時間遅れの順にブラウン管に表示すると，**図1.90**のAモードと記したようにおのおののエコーの間隔がエコーの発生箇所

図 1.90 エコー図法の原理

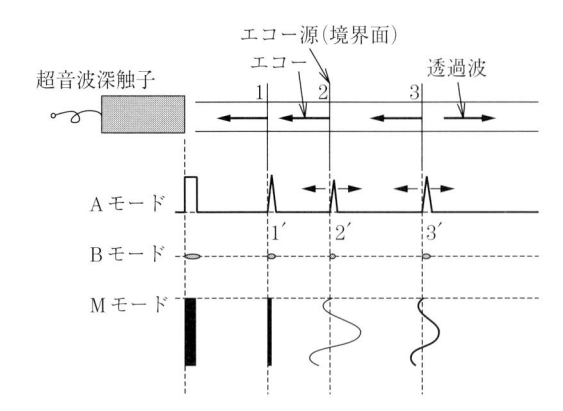

1, 2, 3 はエコー源（境界面），1′, 2′, 3′ はそれらに対応するエコーである

の位置に対応する図形となる．この右方向の時間経過は，空間的には超音波パルスが伝搬していった深さに対応し，縦方向の振幅の大きさはエコー源としての強さに対応している．

つぎに，このAモードの振幅を輝度変調して表示すると図 1.90 にBモードと記したように輝点が配列した像になる．なお，現在はBモードといえばこの輝点の配列を2次元的に展開したものを指すことにしている．

心臓のように動いている臓器では，境界面（エコー源）も動いて観測される．この画像を一定速度で動かして記録紙上に記録すると，またはブラウン管上で掃引すると図 1.90 の下の段に示したように境界の位置変化の軌跡が波形として表示される．これをMモードエコー図と呼び，心臓についてはMモード心エコー図と呼んでいる．

この方法によれば，探触子を動かさずに一定のビーム方向に生じているエコーを経時的に表示することができる．Mモード心エコー図法は歴史的にみて心エコー図法として初めて実用化した方法であるため，**UCG**（ultrasonic cardiography）と呼び，現在でもこの呼び方を使っている．

さて，いままで述べたように超音波ビームを2次元的に位置を変えて並べれば2次元的にエコー源の分布状況を検出することができる．超音波ビームの位置をつぎつぎと変えることを走査という．走査した結果得られる2次元的なエコー源の分布状況を輝度変調してブラウン管上に2次元的に配置すれば断層像を得ることができる．

走査という観点から見ると線上に形成した1本の超音波ビームを走査線といい，走査線の位置をつぎつぎと変えることを走査という．走査によって形成する走査線群は2次元の面になるので，この面を走査面という．

なお，AモードはAモード像，BモードはBモード像とも呼ぶ．同様に，Mモードに対してはMモード像とも呼ぶ．これらは総称でエコー図，手法の観点からはエコー図法という．

さて，その走査法としてここではリニア走査法とセクタ走査法を取り上げる．

〔3〕 リニア走査法

　超音波ビームの走査法のうちリニア走査法とは，超音波を送受信しながら振動子を直線上で移動することである。この結果，2次元的に情報を得ることができるようになる。定義では移動のスピードは問わない。

　しかし，現在では標準テレビ方式に合わせて，超音波画像を1秒に30枚つくる必要がある。そこで，超音波診断装置では振動子の高速かつ繰返しの移動を実現するために，**図1.91**(a)に示すように長さ4 cm程度の所に100〜400個の角棒形の振動子を直線上に配列して構成した探触子を用いている。このような振動子を配列振動子という。

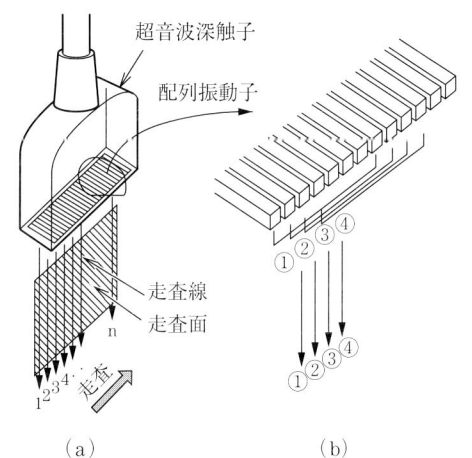

(a) 探触子内の配列振動子の組込み
(b) 能動振動子群の位置をスイッチで切り換えて移動させる

図1.91 リニア走査法（配列振動子の目的と構成）

　この配列振動子において図1.91(b)のように8〜48個ごとの能動振動子群 ① をつくり（5 MHz運動器用装置では16個），この振動子群だけをあたかも1個の大きな振動子のように機能させて超音波の送受信を行い，続いて振動子群の一部を隣の振動子にスイッチで切り換えることにより能動振動子群 ② をつくっている。

　このように能動振動子群をスイッチで切り換えて，②，③，④，…と高速に移動させて行くので，探触子自体は動かすことなく超音波ビームのリニア（直線状）走査を実現することができる。この動作は超音波ビームの位置を，すなわち，走査線をビーム方向とは直角方向に配列したことに相当する。

　その結果，長方形の走査面を形成し，各走査線上のエコー信号をそれらの位置を対応させながらブラウン管などの表示器に表示すると，図1.87(b)の左上図のように被検体を超音波走査面で切断した断面を示す長方形の画像が描出される。これを超音波断層像，あるいはBモードと呼んでいる。配列振動子を用い，動作させる振動子をスイッチで切り換えて走査を実現する方法を電子走査(法)と呼ぶ。

　さて，超音波画像をつくるためには複数の走査線を同時ではなく順番に形成することはわ

かった。つぎに走査の時間関係について述べる。

超音波を間欠的に送信する際にはいったん送信した後，つぎの送信は，目的とする深さまでの間を往復するのを待ってから行う。この待ち時間は音速 1 530 m/s（生体内，水中では）の超音波が，例えば深さ 15 cm を往復するのに要する時間で，$0.15 \times 2/1\,530 = 200 \times 10^{-6}$ 秒となる。画像 1 枚あたりの画像構成時間は 1/30 秒（33×10^{-3} 秒）以内であるため，1/30 秒内に走査できる走査線数の最大は（33×10^{-3} 秒）/（200×10^{-6} 秒）＝約 150 本で，この数より少なければ 1 秒に 30 枚の要件を満たすことになる。そこで，実際の装置では 2 の整数乗個である 128 本を用いている。

かくして超音波画像の基本ができた。すなわち，超音波画像とは超音波ビームを直線上で走査することによって検出した 2 次元的なエコー源分布状況を輝度の分布として 1/30 秒ごとに表示したものであって，光の反射源の分布として 2 次元的に撮影する光学カメラの像とは異なる。

こうしてエコー源の分布状況を表示部に描出すると私たちの眼には体内臓器，組織の構造を描出しているように見えてくる。

〔4〕 **セクタ走査法**

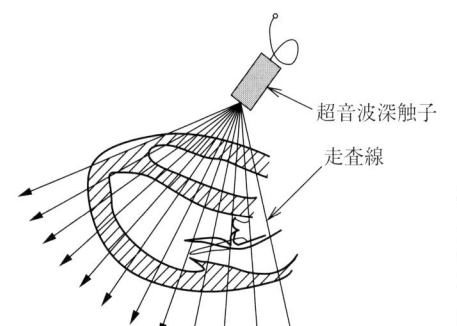

リニア走査法の原理は振動子を直線上で移動することだった。これに対し，振動子の位置を変えずに原理的には振動子の向きを変えることによって超音波ビームの方向を変えて，その方向と対応させながらブラウン管に表示すると，**図 1.92** のように被検体を扇形の超音波走査面で切断した断面の像を表示することができる。この画像もリニア走査の場合と同様に超音波断層像，あるいは B モード（B モード像）と呼び，心臓については断層心エコー図と呼んでいる。

放射状に並んだ線が走査線で，走査線上で発生したエコーを太い波線で表す。断層心エコー図法における走査線数は通常 128 本である

図 1.92 超音波断層像の構成法の原理

ここで，断層心エコー図については超音波ビームの送信方向をつぎつぎと変化させるので走査面は扇形になる。この走査は"扇形走査"であるが，"線形走査"と発音が同じとなるので発音でも区別するために**セクタ走査**（sector scan）と呼んでいる。

セクタ走査の手段には**機械セクタ走査法**（mechanical sector scan）と**電子セクタ走査法**

(electric sector scan) の二つがある。

機械セクタ走査法では，図 **1.93**(a) に示すように，口径 1 cm ぐらいの 1 個の振動子を機械的に回動させて（首振り運動，揺動運動をさせて）セクタ走査を行う。

電子走査法では，図(b)のように幅約 300 μm の小さい振動子が 30～40 個配列した探触子において，個々の振動子を駆動する電気パルスの供給を遅延線を介して時間差を設けて行うことにより，実質的に振動子群が揺動運動しているのと同じ効果をもたせている。遅延線とは電気信号の伝達を遅らせる電子部品である。このように電気信号の時間を制御することによって実施するセクタ走査であるので電子セクタと呼んでいる。揺動の仕方は図で右方向に偏向させるときは，左側の素子を先に駆動し，素子の位置が右であるほど駆動時期を遅らせる。このようにすると超音波の波面が右方向でそろうのでビームが右方向に偏向する。この走査法によれば間口は狭いが広範囲に観測することが可能になる。この用途はなにかというと心臓で，肋間という狭い窓から体内をのぞき見るために開発した手法である。

一つ注意することは，心臓のように動的臓器を見る場合に，時間的に飛びとびであるために画像は不明確になる場合があることである。例えば，心拍数が 80 程度を超えた激しい動きに対しては不鮮明になる。

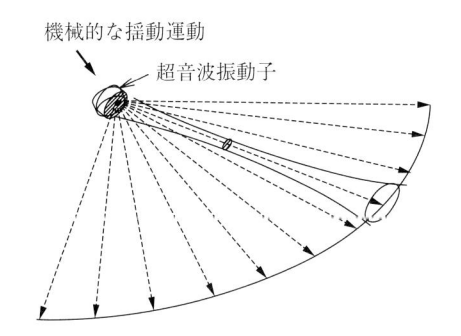

(a) 機械セクタ走査法

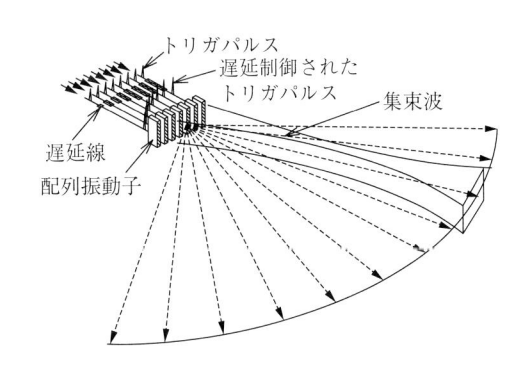

振動子自体が機械的に向きを変えて超音波ビームを偏向する

(b) 電子セクタ走査法

全配列素子に対する複数の電気信号に遅延をかけて各素子の駆動時期を制御することにより，ビームを偏向する。電子集束も併せて行う

図 1.93 セクタ走査法

[5] ドプラ心エコー図法

エコー図法および心エコー図法はエコー源の位置ないし分布と強さをそれぞれ深さ方向の時間遅れと輝度に変換して表示する方法だった。結果的に構造物の構造を表示した。

これに対し，エコー源の動きを超音波周波数の変化として検出し，速度として表示する方法がドプラ法である。超音波が動いているエコー源に当たると，エコーはエコー源の動く速

度に比例した周波数変化を受ける。この現象をドプラ効果という（走っている救急車のサイレンの高さが変わって聴こえる現象と同様である）。

　ドプラ法には連続波ドプラ法とパルスドプラ法があり，ここでは後者について述べる。パルスドプラ法は深さ方向に位置識別能があるので，心臓を対象にした場合は心臓内で空間的位置を区別して血流の速度の計測に用いている。血流の計測においては図 **1.94** のように，断層像上で目的とする部位にサンプルボリューム（血流計測を行う空間的範囲）を設定する。そして，図の左半分のように経時的に表示する。血流と表示した部分において 0 レベルより上側は探触子に近づく流れ，下側は探触子から遠ざかる流れを表している。この方法を（パルス）ドプラ心エコー図法と呼んでいる。図では血流速度が約 1 m/s を示している。この手法も昭和 50 年代前半にわが国で最初に実用化したものである。

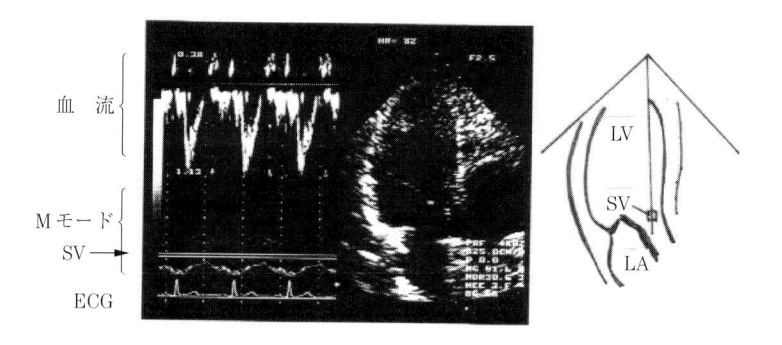

周波数 2.5 Mz。心尖部アプローチによる超音波断層像（右）と，サンプル部の血流（左：血流と表示した）。左下は M モード心エコー図（UCG）。サンプル部は流出路（大動脈の入り口）にあるので，血流速度は収縮期に 1 m/s を示している。LV：左室，LA：左房，SV：サンプルボリューム

図 1.94　ドプラ心エコー図

1.5.4　要　　　約

① 超音波画像の特徴として，(1) 局所に限定して超音波を当てることができること，(2) リアルタイム表示すること，(3) 非侵襲（無侵襲），無傷の検査であること，を挙げることができる。

② 超音波画像は，エコー源の分布を 2 次元的に描いたものであって，光の反射物の分布として撮る光学カメラの映像とは異なる。

③ 1 枚の画像上で右端と左端では 1/30 秒時間がずれている。

④ 超音波画像は人間の目には経時的に連続して見えているが 1/30 秒間隔で表示されたものである。したがって，経時的には間引きするため速い動きに対しては画像が不鮮明になる。例えば心エコー図で心拍数が 80 程度より高くなったときが例である。

　日常の身のまわりに起きる出来事をよく見ると，ある目的の行為を行うために物事を測

ことと試すことが多いことに気が付く。例えば，機械が故障すると原因を調査して（測って，検査して）修理する例がある。測ることについては同じであっても，測るためになにか揺さぶりをかける例も多々ある。例えば，伸ばす，縮める，曲げるなどによって硬さ，やわらかさ，丈夫さを測る（ばね，ゴム）例，時代の揺さぶりを背景に人間を測る（戦国，幕末，戦争，恐慌などの・大事のときには人物が詳細に診えて観えてくると時代小説家はいう）例がある。

このように，なにか事を始める場合にまず測る（調べる）ことが通常の対処の仕方であり，この測ることをどれだけ正確に行うかによってその後の対処の質が変わってくるといえる。人体も例外でなく，病気やけがに対し，検査（測る）→ 診断 → 治療の手順を踏む。1.5節で述べた超音波診断法は，体外から微弱な物理エネルギーによる揺さぶりを与えてからだの内部の応答を測る方法の一つである。

ここでは，超音波画像とはどんなもので，本手法によってなにを知ることができるか，その超音波とはなにか，どのような原理を応用して画像をつくっているかについての概略を述べた。臨床画像の具体例については図譜集（超音波画像アトラスなど）が多々市販されているのでそれらを参照されたい。

1.6 核医学診断装置

1.6.1 核医学の概要

核医学とは nuclear medicine の和訳であり，**放射性同位元素**（radioisotope, **RI**）を利用した医学である。診断に使用される RI，もしくは RI 標識化合物を放射性医薬品と呼ぶ。これを患者の体内に投与して体外計測を行う**インビボ**（*in vivo*）**検査**と患者の体外の試料（血液，尿など）に含まれる微量物質を測定する**インビトロ**（*in vitro*）**検査**に大別される。インビトロ検査は画像診断装置ではないので，ここでは割愛する。

インビボ検査はさらに単光子（ガンマ線）放出核種と陽電子（プラスの電荷をもった電子）放出核種を利用するものに大別される。単光子放出核種を測定する装置はガンマカメラと呼ばれる。陽電子放出核種は **PET**（positron emission tomography）という装置で断層画像が測定される。ここでは一般的な診療に使用されているガンマカメラを中心に解説する。

核医学検査はガンマ線を放出する放射性医薬品を被験者の体内に投与（多くが静脈からの注射。ガスの吸入，カプセルの経口投与などもある）し，放射性医薬品の体内の分布をガンマカメラで測定（画像化）し，データ処理（画像処理）を行って必要な診断情報を得るものである（**図 1.95**）。ガンマ線は全方向に放出されるが，画像として測定されるガンマ線はコリメータにより決められた方向のみから検出器に入射したものである。使用する放射性医薬

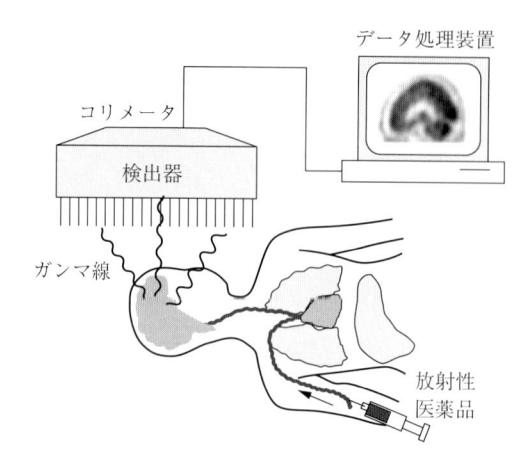

図 1.95 核医学検査の概要

品，撮影方法などは臓器，検査目的により異なる。ガンマカメラを用いる検査の中で断層画像を撮影するものを **SPECT**（single photon emission CT）と呼ぶ。

　CT，MRI が主に測定された形態情報を使って診断を行うのに対し，核医学は機能を診断する。機能とは血流，代謝，神経伝達系など臓器の働き具合を表すものである。しかし，他の画像診断装置と異なる特殊な情報を提供するにもかかわらず，核医学検査はあまり普及していない。理由としては体内被ばくを伴うこと（実際の被ばくは胃の X 線撮影程度），RI 利用には特殊な設備が必要なこと，検査代が高いこと，また画像データとしては CT，MRI に比較すると空間分解能が著しく劣り，専門医以外では読影が容易でない点などが考えられる。

　国内で核医学検査を行っている施設は約 1 200 で，年間で約 180 万件の検査がある。主な検査対象は心臓，骨・腫瘍，脳である。世界で最も核医学検査が盛んな国は米国で，規模は日本の約 10 倍である。米国では心臓検査が中心で全検査の約半数を占める。ついで骨・腫瘍検査だが，日本と異なり脳検査はほとんど行われない。

1.6.2　核医学装置（ガンマカメラ）

　核医学検査のデータ収集・処理に用いられるガンマカメラは検出器・架台，コリメータ，データ処理装置で構成されている（**図 1.96**）。現在，主流のガンマカメラはガンマ線のシンチレーション作用（ガンマ線のエネルギーに比例した量の光を出す現象）を利用することからシンチレーションカメラ，また発明者の名前（H.O. Anger，アメリカ）からアンガー型カメラ[11]とも呼ばれる。

　開発当初のガンマカメラではガンマ線が検出されるたびに，その検出位置に応じて CRT（モニタ）上に小さな点を発光させ，これを X 線フィルムに感光させて無数の点の合成により画像を得ていた。このようなアナログ式ガンマカメラは，空間的なひずみや検出感度の調

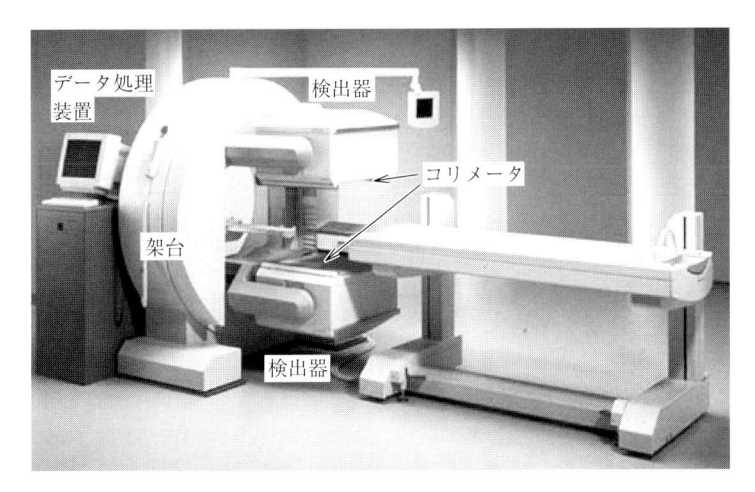

図1.96 ガンマカメラの外観図（東芝製2検出器ガンマカメラe.cam）

整が容易でなく，撮影には高度な技術と経験が必要とされた。ついで，簡単に撮影が行えるように，検出器信号（ガンマ線の入射位置，エネルギー）をディジタル化したディジタルガンマカメラが開発された。必要な撮影用の補正パラメータは，検出器の場所または出力の大きさによる入射位置信号のひずみ，感度の不均一，エネルギー信号のバラツキをあらかじめ測定して求められる。そして，ディジタル画像演算により入射ガンマ線の一つひとつについてリアルタイムで補正が行われる。ディジタルガンマカメラの登場により核医学検査は操作者に依存せずに簡単に良好なデータが得られるようになった。また機能情報を引き出すために必要なコンピュータによるデータ処理が大きく発展していった。

〔1〕 検出器・架台

コリメータにより決まった方向から検出器に入射したガンマ線はNaI(Tl)シンチレータでエネルギーに比例した量の光に変換される。光はライトガイドを通して拡散しながら複数の光電子増倍管に到達し，ここで電気信号に変換，増幅される。すべての光電子増倍管の出力の総和からガンマ線のエネルギーが求められる。またガンマ線の入射位置は複数の光電子増倍管の重み付けした出力信号とエネルギーより求められる（**図1.97**）。

シンチレータは測定対象のガンマ線のエネルギー，大きいサイズのつくりやすさ，価格などを考慮した結果，NaI(Tl)結晶が古くから使用されている。現在においても，NaI(Tl)結晶を総合的な性能で上回るシンチレータは発見されていない。シンチレータの大きさは400〜500 mm角ぐらいの大きさで，厚みは9 mm程度である。シンチレータの大きさは腕を下げた状態での胸・腹部の位置で両腕を含めて撮影できる広さである。シンチレータ厚は厚いほどガンマ線の阻止能（ガンマ線を止めて検出する能力）が向上するが，最もよく使用されるTc-99mのガンマ線（140 keV）をほぼ検出できる阻止能から決められている。近年はより

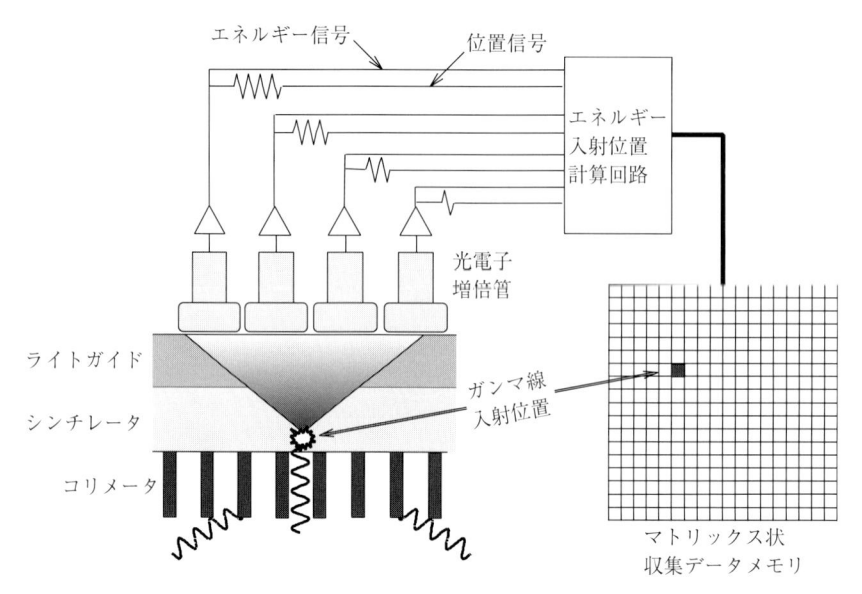

図1.97 ガンマカメラによるガンマ線測定の概要

高いエネルギーのガンマ線をより高感度で収集するために，より厚いシンチレータを用いた装置が登場している。しかし厚いシンチレータは光の拡散が大きくなり位置分解能は劣化する。陽電子放出核種の 511 keV ガンマ線を測定対象にシンチレータ厚さを 25 mm にしたものがあるが，光の拡散を押さえるために，格子状の切れ目を入れている（**図1.98**）。

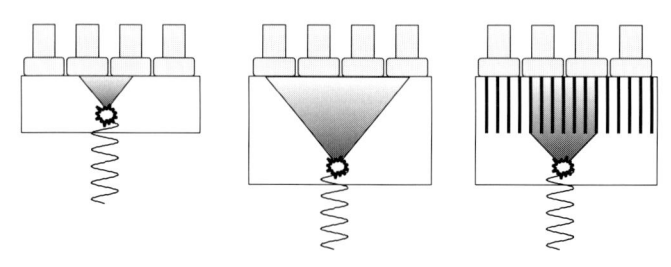

図1.98 シンチレータ厚によるシンチレーション光の拡散の違い

一方，全（4π）方向に放出されるガンマ線を効率よく収集するためには，ガンマ線を広い面積（視野）で検出し，さらに被検体を囲むように検出器を配置することが必要である。しかし，リング状の配置にしたり，検出器の数を増やすと機構上，検出器サイズによって被検体への近接が制限される（空間分解能のよい画像を得るためには検出器を被検体に出来る限り近接させる必要がある。本項〔2〕を参照）。このため装置の使用目的により最適な検出器サイズ，架台形状は異なってくる。

全身のプラナー撮影（ホールボディ収集），SPECT 撮影などあらゆる検査を実施できる汎用ガンマカメラとしては二つの大視野の検出器を備えた装置が最も多く使われている。二検

出器型では被検体の周囲を囲むように検出器を配置できないためSPECT撮影での感度は劣化するが，大視野の検出器（ホールボディ収集では腕を下げた状態で撮影するため，胸・腹部の位置で両腕を含めて撮影できる視野が必要）であっても被検体への近接が自由に行える（**図1.99**）。また心筋SPECTに使われる180° SPECT収集を効率よく行える二検出器型を90°（L字）に配置する機構が実現できる（1.6.5項〔1〕参照）。

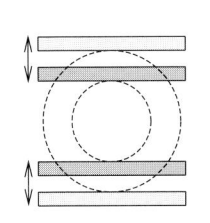

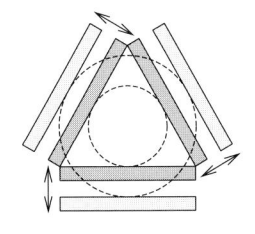

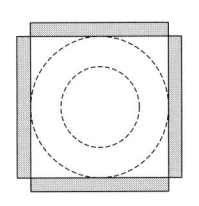

(a) 二検出器型SPECT　　(b) 三検出器型SPECT　　(c) 四検出器型SPECT

図1.99 多検出器装置における有効視野への適応性

一方，SPECT専用装置では，被検体の周囲を囲むように検出器を配置して，感度を向上させることが重要になる。四検出器型，リング型は，測定対象の大きさに合せた近接が難しく，測定対象の大きさ（視野）を限定したSPECT装置とならざるを得なかった。それに対して，三検出器型は被検体への近接が容易で，体躯部にも適用が可能であることから多くのメーカーで開発が行われた（図1.99）。現在ではSPECT専用装置の主流は三検出器型となっている。

〔2〕 **コリメータ**

コリメータはガンマ線の入射方向を制御するために使われる。ガンマ線は電気・磁気などをもたないため，進行方向を制御するには物理的に遮蔽して方向を一意に限定する必要がある。コリメータは一般にガンマ線の阻止能が高い鉛で作成され，ガンマ線の進行方向にそって小さな六角穴（蜂の巣と同様に面積が最大になるため，一部には四角穴のものもある）が空けられている。

コリメータの作成方法は薄い鉛板（ホイル）を重ね合せて作成するホイル方式が最も広く行われている。ついでコリメータ穴に相当する部分にピンをおいて，そこに鉛を流し込んで作成する鋳型方式がある。鋳型方式は高価だがコリメータ穴の形状，向きがホイル方式よりも精度よく作成できる。しかし実用レベルではホイル方式と鋳型方式の差はほとんど認められない。

コリメータは使用目的に応じて，いろいろな種類がある。測定対象となるガンマ線のエネルギーと空間分解能（もしくは）感度により分類される。装置，製造メーカーにより規格が異なるが，エネルギーでは三つに分類され160 keV以下の低エネルギー用，160 ～ 300 keV

の中エネルギー用，300～450 keV の高エネルギー用に分類される。これに加えて，陽電子から放出される 511 keV 用として超高エネルギー用もある。空間分解能で分類すると超高分解能（SHR），高分解能（HR），汎用（GP）などとなる。

またコリメータの穴向きにより，検出器に垂直な方向だけのパラレル型，被検体を拡大して撮影するコンバージング型，被検体を縮小して撮影するダイバージング型，一つの穴だけを使い被検体を拡大して撮影するピンホール型，検出器に垂直な方向から斜めを向いたスラント型，斜めの2方向から撮影になるバイラテラル型になる（**図 1.100**）。一般にはパラレル型が使用され，頭部 SPECT 用においてコンバージングの一種であるファンビームコリメータ（焦線をもった扇状に穴の向きをもつ）が使用されている。

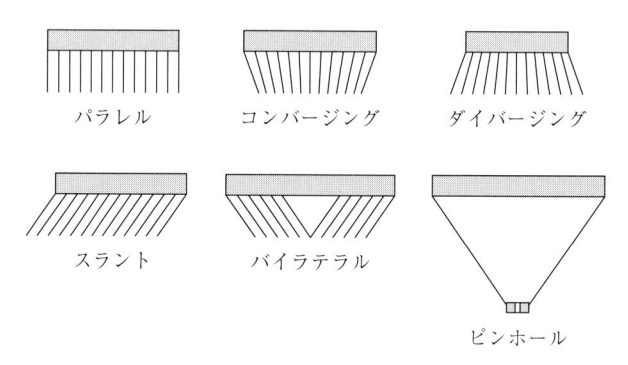

図 1.100 コリメータの種類

コリメータはその構造（コリメータ開口）から，コリメータと被検体（RI 発生位置）の距離が離れるほど，測定データの空間分解能が劣化する（**図 1.101**）[12]。したがって，空間分解能のよい画像を収集するためには，コリメータ（検出器）を被検体にできる限り近接させることが必要になる。近年では赤外線センサなどを用いて自動的にコリメータ（検出器）

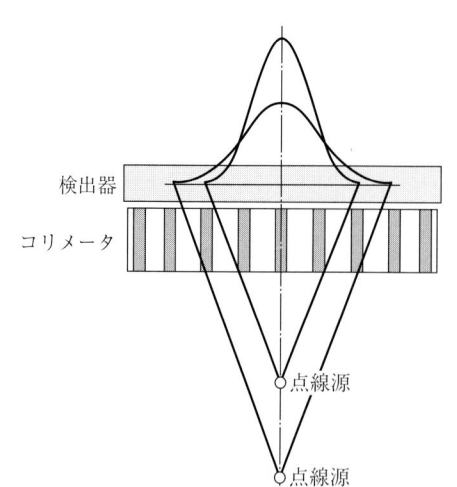

図 1.101 コリメータ開口による位置分解能の変化

が被験者に近接する機構を備えた装置がある。

〔3〕 データ処理装置

核医学では，他の画像診断装置に先駆けて最初に画像のディジタル化が行われた。それは得られる情報がガンマ線のカウント数という離散的な量，すなわちディジタルそのものだからである。このディジタルな情報形体に加え，測定データから機能情報を引き出すために種々の画像処理が必要であったことから核医学データ処理装置は核医学装置の中できわめて重要な位置を占める。

データ処理装置は画像データのファイル管理，画像表示，統計計算，臨床データ解析などを行う。画像データを扱うため，大きな記憶容量，計算処理能力が要求される。したがって，1980年代は画像を高速に処理するために，専用のハードウェアとシステムが必要であった。その後の急速なコンピュータの進歩に伴い，現在では汎用のハードウェアとシステム（UnixやWindowsワークステーション）でも十分に画像処理を行える性能をもつようになり，汎用機をベースにした装置が普及している。

さらに今日ではネットワーク技術の導入が進み，特に**DICOM**（digital imaging and communications in medicine）と呼ばれる共通画像データフォーマットにより装置の違いを超えて同じデータ処理装置で異機種の画像データを扱うことが可能になってきている。

1.6.3 データ収集法

核医学検査では多数のデータ収集法が存在し，検査目的により使い分けられている。主なデータ収集法を以下に示す。

〔1〕 スタティック収集

カメラ位置を固定し，一定時間のデータ収集を行う。カメラ位置を変えて，複数方向から撮影する場合もある。薬の集積や欠損部位の位置，程度を見るために使用される。2次元画像が得られる。

〔2〕 ダイナミック収集

カメラ位置を固定し，連続して一定の時間間隔ごとにデータ収集を行う。薬の動態（薬の体内分布の時間変化）を測定するために使用される。時間ごとに2次元画像が得られる。

〔3〕 SPECT収集

カメラを被検体の回りに360°回転させて複数の方向からデータ収集し，得られたデータ（投影データ）を再構成して断層画像を得る（心臓検査などでは心臓に近い180°の範囲だけの回転の場合もある）。投影データが体軸方向にも幅のある2次元データなので，得られる断層画像は連続複数スライスの3次元データになる。カメラを回転させる方式は二つある。すなわちカメラ静止状態でのデータ収集とカメラ回転移動と繰り返すステップ収集モードと

連続して検出器が回転移動しながら同時にデータ収集を行う連続回転収集モードである。応用的なデータ収集法として，連続した一定の時間間隔ごとにSPECT収集を行う方法（dynamic SPECT），心電図波形（R波）と同期して一心拍を複数に分割してデータ収集を行う方法（心電図同期SPECT）などがある。カメラは被検体に近接するほど良好な画像が得られるため，自動的に近接する機能を有した装置が登場している（**図1.102**）。

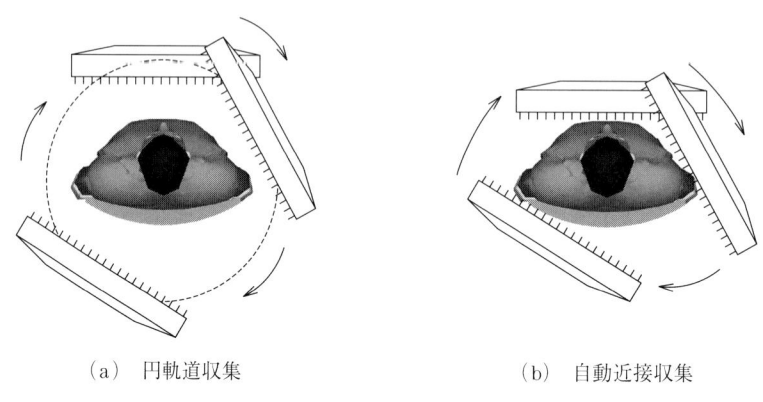

(a) 円軌道収集　　　(b) 自動近接収集

図1.102 SPECT収集における検出器自動近接機構

〔4〕 ホールボディ収集

全身のスタティック収集を行うために，連続してカメラ位置を平行移動しながら撮影する方法。全身の薬の集積状態を調べるために使用される。SPECT収集と同じく，カメラは被検体に近接するほど良好な画像が得られるため，自動的に近接する機能を有した装置が登場している（**図1.103**）。

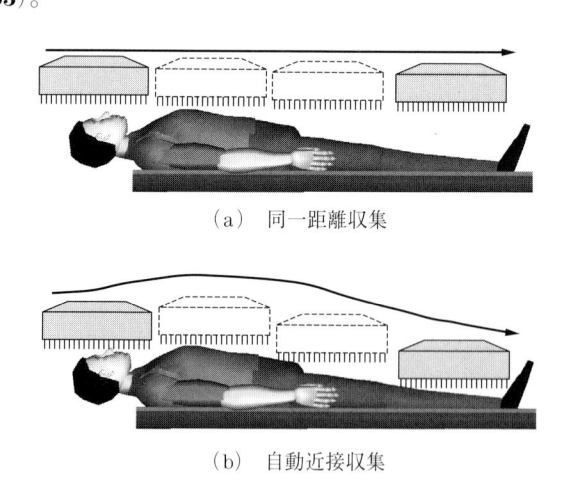

(a) 同一距離収集

(b) 自動近接収集

図1.103 ホールボディ（全身プラナー）収集における検出器自動近接機構

1.6.4 データ処理

核医学で使用されるデータ処理ソフトとして,以下のものがある.

[1] データファイル管理

画像データのリスト表示,検索,保存,他の装置との送受信などを行う.ネットワークの進歩とDICOMと呼ばれる医療画像用のフォーマット規格により,メーカーや機種の違いを超えて画像データを扱うことが可能になった.

[2] 画像表示

画像データを上限,加減のカウント,カラースケール,グレイスケールなどを調整,選択して表示する.また表示枚数や順序の調整も行う.表示した画像はフィルムなどにハードコピーすることができる.

[3] 関心領域内の統計処理

画像に**関心領域**(region of interest,**ROI**)を設定し,その領域内での統計処理(平均値,標準偏差,最大値など)を行う.また関心領域内のカウントの時間変化を**時間放射能曲線**(time activity curve,**TAC**)として計測する.

[4] 画像演算

画像と定数,もしくは画像間の四則,対数,指数演算などを行う.またフィルタ処理によりノイズ除去,特定領域の強調などの処理を行う.

[5] SPECT再構成

SPECT収集(投影)データから断層画像を再構成する方法はフィルタ逆投影法,フーリエ変換法などの解析的手法と**ML-EM**(maximum likelihood-expectation maximization)**法**[13],**OS-EM**(ordered subsets-expectation maximization)**法**[14]などの逐次近似的手法に大別される.SPECTにおける再構成はCTにはないガンマ線の減弱とコリメータ開口を考慮する必要がある(現在の臨床現場では普及していないが,将来的には使われると思われる).解析的手法における減弱補正はSorenson法[15],Chang法[16]など簡便な近似法とMetz-Pan法[17]などの厳密解を求める方法があり,またコリメータ開口補正は**FDR**(frequency distance relationship)**法**[18],逆フィルタ法[19]などがある.逐次近似的手法は繰返し演算により再構成を行うものであるが,その最大の特徴は減弱,コリメータ開口など各種の補正を処理の過程に組み込みやすいことである.近年の急速なコンピュータの進歩とOS-EM法など分割処理による高速化手法の開発により広く普及してきている.

[6] 臨床解析ソフト

臨床応用で説明する各種の臨床データ処理を行うために解析ソフトがある(1.6.5項参照).基本的には画像演算,関心領域の投影処理,カーブ解析,データ表示などからなっている.

1. 画像診断装置

〔7〕 レジストレーションソフト（異機種画像の重合せ）

レジストレーション（もしくはフュージョン）とはMRI，CTなど異なる装置の画像と核医学画像を重ね合わせることである。レジストレーションにより，核医学画像がもつ機能情報に，核医学画像の弱点である正確な形態画像の位置情報を加味することで，診断能を向上させることが可能になる（**図1.104**）[20]。レジストレーションの方法としては**segmentation法**（対象画像を複数の部位に分割して，部位ごとの位置合せする方法），**surface法**（対象画像の表面の形状を利用して位置合せする方法），**manual法**（手動により位置合せする方法）などがある。

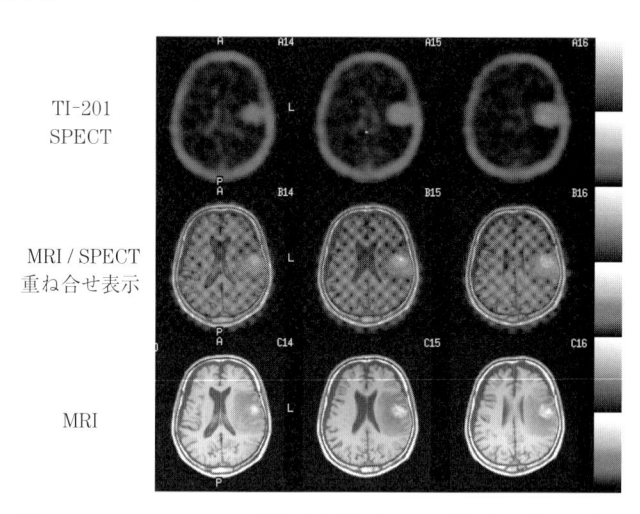

図1.104 Tl-201 SPECT画像（上段）とMRI画像（下段）の重ね合せ表示（中段）（脳腫瘍への適用）（医仁会中村記念病院）

1.6.5 臨床応用

〔1〕 心臓検査

心臓検査は主に左心室の心筋を対象にして，血流，脂肪酸代謝，交感神経のイメージングを行う。また心電図との同期収集により心筋壁運動の観察，拡張期，収縮期の心室容積や心駆出率の測定が可能である。核医学検査の特長は非侵襲的で，術者により得られる検査データの差が少ないこと，また**心筋生存能**（viability）などの情報が得られることである。

主な検査用の放射性医薬品としては血流用としてTl-201，Tc-99m tetrofosmin，Tc-99m MIBI，脂肪酸代謝用としてI-123 BMIPP，交感神経用としてI-123 MIBGがある。

心筋血流検査は安静時と負荷時の2回検査を行い虚血の程度，心筋生存能の診断を行う。負荷はエルゴメータやトレッドミルを用いた運動による行う。運動による負荷が難しい場合には冠血流を増加させるジピリタモールなどによる薬物負荷を行う。

画像データとしてはスタティック収集による複数方向のプラナー画像とSPECT収集によ

る断層画像を得る。SPECT 収集は体軸に対してカメラを 360°回転させる方法以外に，心臓に近い右前斜位（RAO）から左後斜位（LPO）への 180°回転収集を行う場合がある（**図1.105**(a)）。特に，2 検出器装置では二つの検出器を L 字配置にして 90°回転で 180°分のデータ収集を効率よく行う方法がある（図(b)）。この 180°範囲は心臓とカメラの距離が近いため空間分解能がよく，またガンマ線の減弱の影響が少ないデータが収集できる。したがって，短時間で良好な画像を得ることが可能であるが，画像の不均一性（正常部位でも集積が低下したように見える）などの問題が生じることがある。

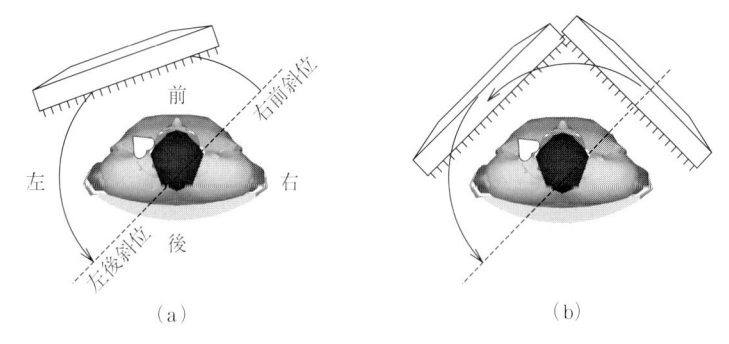

図 1.105 心筋 SPECT における 180°回転収集法（図 (a)）と 2 検出器ガンマカメラにおける L 字配置 SPECT（一つの検出器は 90°だけ回転）(図 (b))

SPECT データは体軸横断像から左心室の軸に合わせて**長軸垂直断層像**（vertical long axis，**VLA**），**長軸水平断層像**（horizontal long axis，**HLA**），**短軸断層像**（short axis，**SA**）を作成する（**図1.106**）。さらに，短軸断層像の全スライスを極座標表示にて表示するポーラマップ表示法（**図1.107**）は，1 枚の画像で左心室全体の血流分布を表現できるため，よく利用されている。

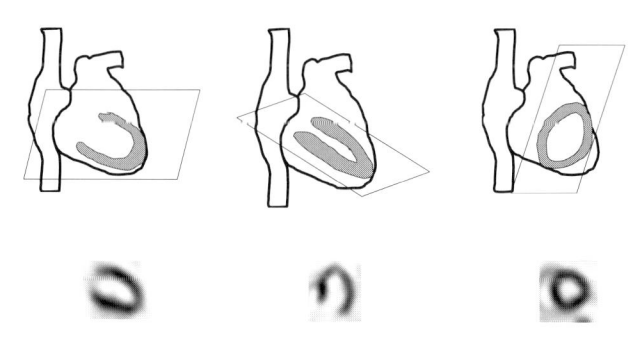

図 1.106 心筋 SPECT における断層画像の方向

心尖部（APEX）　　　　　　　　　　　　　心基部（BASE）

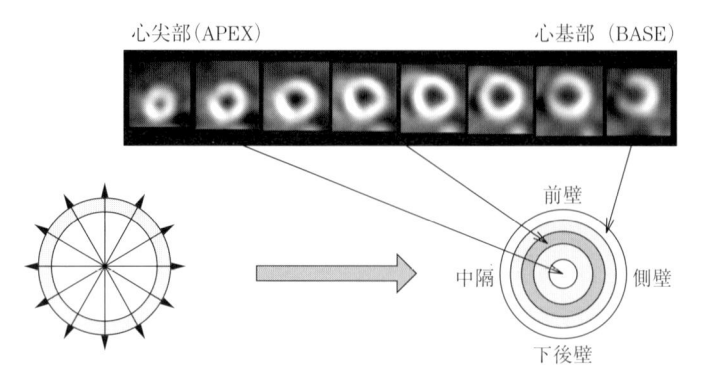

前壁
中隔　側壁
下後壁

心筋の中心から放射方向にプロファイルカーブを作成し、その方向の最大値を取り出す。全スライス、全方向の中の最大値を 100 に正規化してポーラマップ（Polar Map, 極座標表示画像）を作成する

図 1.107 心筋の極座標表示（ポーラマップ）

心電図同期 SPECT 収集は 1 心拍を 8 〜 16 分割に分けて収集を行う。この収集は大量投与が可能な Tc-99 m 製剤、検出効率の高い多検出器装置、またデータ解析を容易かつ精度よく行うソフトウェア[21]（QGS, 4D-MSPECT, ECTool Box, p-FAST など）の出現により、臨床現場で広く使用されるようになった（**図 1.108**）。

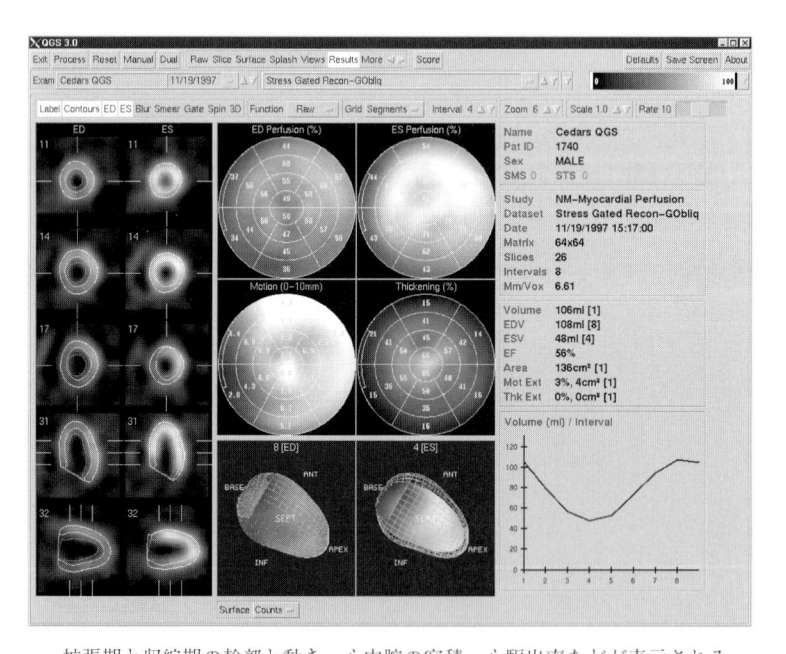

拡張期と収縮期の輪郭と動き、心内腔の容積、心駆出率などが表示される

図 1.108 QGS ソフトの結果画面（心電図同期 SPECT のデータ解析法の一つ）

〔2〕 **腫瘍検査**

腫瘍検査は主に全身撮影を行い，原発巣の検索，転移巣の検索，腫瘍の悪性度，治療効果の判定などを目的に実施される。核医学検査の特長はCT，MRIでは得られない生理的機能情報（主に腫瘍の悪性度など）が得られるとともに全身の検査が一度に可能なことである。

主な検査用の放射性医薬品はGa-67，Tl-201，Tc-99m MIBI，I-131 MIBGなどである。

骨への転移ではTc-99m MDPが使用される。検査はホールボディ収集で前面と背面の全身のプラナー画像を撮影する（**図1.109**）。またより集積部位をコントラストよく抽出するためにSPECT撮影を体軸方向にそって複数回行い全身の断層撮影を行う手法（**全身SPECT**，merged SPECT）も用いられている。

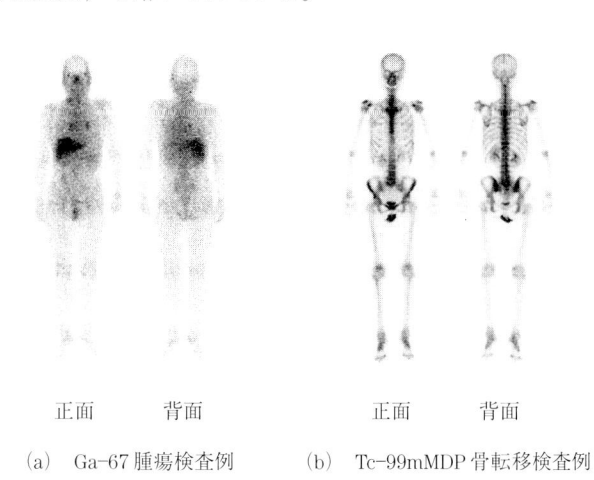

　　　　正面　　背面　　　　　正面　　背面
　（a）Ga-67 腫瘍検査例　　（b）Tc-99mMDP 骨転移検査例
図1.109　全身のプラナー画像

従来の核医学検査とは異なるが，同じく腫瘍に対して転移の有無を調べるために，いわゆるセンチネル（前哨）リンパ節の探索に放射性医薬品が使用されている。腫瘍の原発巣付近に薬を注射し，その薬がリンパの流れにそって到達したリンパ節をセンチネルリンパ節として見つける。薬から出るガンマ線は体の深い場所に入っても，検出可能なため色素による検索よりも有効であることが報告されている。本法により転移の可能性が低いと判断されれば，外科的に腫瘍を摘出する場合に，その範囲を原発巣周辺に限定することができる。これは術後の患者の**QOL**（quality of life）を考えた場合に，きわめて重要なことである。

〔3〕 **脳検査**

脳検査は血流，腫瘍部位のイメージングを行う（**図1.110**）。またレセプタなど神経伝達物質のイメージングも可能であり，現在，治験中である。核医学検査の特長は侵襲性が低く（一部の検査では侵襲的な動脈採血が必要）で，血流量を定量的に測定可能であり，また腫瘍の悪性度の診断が可能である。最近では精神科領域からの依頼もあり，痴呆や精神疾患を脳血流量で診断することが試みられている。

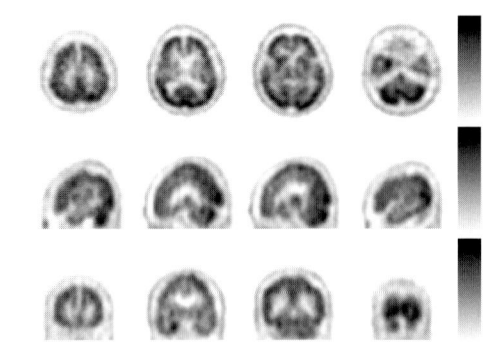

上から横断画像，矢状画像，冠状画像

図1.110 Tc-99mHMPAOによる頭部（脳血流）SPECTの臨床例

　主な検査用の放射性医薬品は血流用として拡散性トレーサ（血液脳関門を自由に通過する）であるXe-133, Kr-81m，蓄積型トレーサ（血液脳関門に蓄積する）であるTc-99m HMPAO, Tc-99m ECD, I-123 IMPがある。現在は蓄積型トレーサによる脳血流量の絶対値測定法が開発されたことから，蓄積型トレーサが広く使われている。脳腫瘍の診断にはTl-201が使用される。

　画像データはSPECT収集により断層画像を撮影する。脳血流量の絶対値測定を行う場合には入力関数用として心臓，肺などの部位を対象にダイナミック収集を行う場合がある。脳検査は体躯部に比べて有効視野が小さいため，ファンビームコリメータを使用して高感度のデータ収集を行うことができる。

　脳血流検査は従来，薬の分布を定性的に表現した画像で診断を行っていた。しかし，定性画像では画像の左右部位の比較などで，局所の血流低下部位は診断可能だが，脳全体の血流低下は診断できない。また脳循環予備脳など治療方針，予後の推定に重要な情報を得ることができない。このような状況で，絶対値脳血流量の測定への要望が高まり，いつくかの簡便で良好な測定法が開発された。

　SPECT再構成は絶対値脳血流量の測定などで定量測定を行う場合には散乱線補正と減弱補正を行う必要がある。散乱線補正はいくつかの方法が提案されているが，製品として日常の臨床に使われている方法は**TEW**（triple energy widnow）**散乱線補正法**[22]と呼ばれる方法である（図1.111）。減弱補正は前述した方法（1.6.4項〔5〕参照）により減弱係数の分布を示す画像を使って行われる。減弱係数画像はSPECT投影データから簡易的に（頭蓋骨を含まない頭部の形状）求めたり，外部線源を使い透過型CT（TCT）により正確な測定を行う場合もある。しかし，TCTは外部線源の使用が日常的な検査ではきわめて困難であるため，ほとんど実施されていない。現在は，それに代わりCT画像をソフトウェアによりSPECT画像と位置合せを行い，CT値をガンマ線の減弱係数に変換して源弱係数画像とする方法が使われている。

　脳血流量の絶対値の測定方法としては，Xe-133によるKanno-Lassen法[23]，Tc-99m

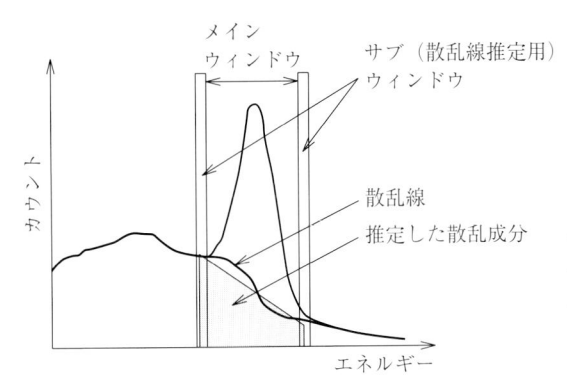

メインウィンドウの両端に設定した散乱線推定ウィンドウにより台形近似にて，メインウィンドウ内の散乱成分を推定し，除去する

図1.111 TEW散乱線補正法の原理

HMPAOのPatlak-plot法[24]，I-123 IMPのIMP-ARG法[25]，NIMS法[26]などがある。

また正常人によるSPECT脳血流画像のデータベースを構築し，正常値との比較を統計的に行い異常部位を抽出する方法として3DSSP[27]やSPM[28]がある。これらは絶対値定量ではないが，異常部位を簡単な手技で客観的に評価できることが特長である。

〔4〕 その他の検査

その他の検査として肺，腎臓，肝臓，甲状腺などほとんどの臓器は核医学検査の対象となる。いずれも機能情報を測定することが可能である。

1.6.6　PET装置

陽電子（positron）は近傍の電子と結合すると互いに180°正反対の方向に511 keVのガンマ線を放出する（**図1.112**）。この性質を利用してガンマ線の放出方向を測定し，被検体内のRI分布を測定する装置が**PET**（positron emission tomography）である（図1.112）。PET

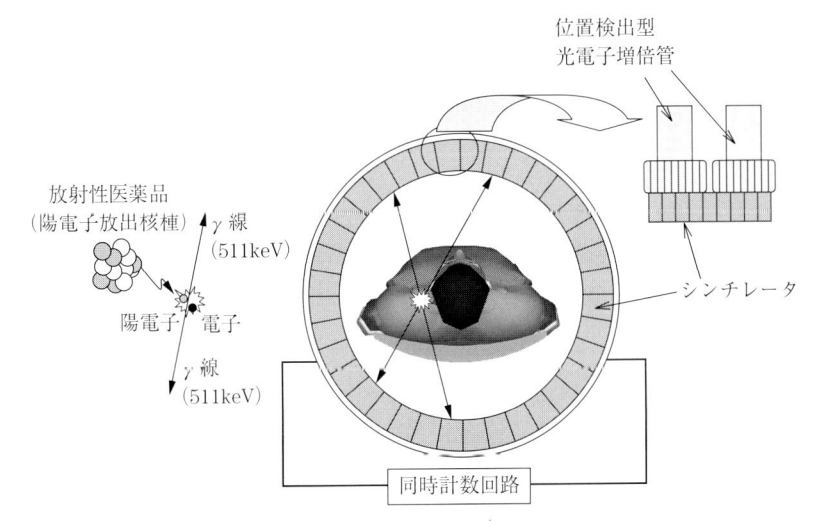

図1.112 陽電子の振舞いとPET装置の概念図

は被検体のまわりに検出器を配置し，同時間に測定された二つのガンマ線の測定位置を結ぶ線上がガンマ線の放出方向となる（同時計数測定）。このようにコリメータを使用しないため感度は SPECT よりも格段に高く，空間分解能も 4 mm 程度と良好である。また減弱の影響が RI の被検体内の深さによらないため，減弱補正が簡便に行える。

また，PET は RI として生体を構成する C-11, N-13, O-15, また水素に近い振る舞いをする F-18 が使用できることが SPECT と違う大きな特徴である（SPECT では Tc-99 m や Tl-201 など金属を使うことが多い）。したがって生化学，生理的代謝機能そのものを測定することが可能になる。O-15 の水による血流量検査，O-15 酸素による酸素摂取率検査，C-11 の一酸化炭素による酸素代謝測定などはきわめて高い精度で機能測定が可能である。現在，最もよく行われている PET 検査はグルコース（ブドウ糖）の類似体である F-18 FDG を用いた腫瘍の全身検索である。腫瘍は悪性度が高いほど糖代謝が盛んであることから，診断能の高い腫瘍検査として米国を中心に急激に普及している。

PET 装置はシンチレータとして BGO を使用していたが，これを上回る性能をもつ LSO や GSO が開発された。現在は新しいシンチレータを用いてセプタ（体軸断層面ごとの仕切り板）をはずして体軸方向の斜め入射データも利用する 3D モード収集により高感度のデータ収集を実現している。最高機種では 10 分程度の全身像の撮影が可能である。また薬の集積部位を正確に知るために CT と組み合わせた PET/CT 装置が開発され，臨床の場で使われ始めている。

PET のもつ最大の問題点は RI の供給にサイクロトロンが必要なことである。しかし，比較的長い半減期（110 分）をもつ F-18 FDG については商業的な供給が米国では行われている。国内でも条件が整えば，PET は大きく普及していくものと思われる。

1.6.7 お わ り に

ガンマカメラはアンガーが開発してから今日まで，ガンマ線測定の原理は変わっていない。数多くの研究者，メーカーの努力により SPECT 装置の性能は着実に向上してきている。しかし，CT, MRI, 超音波装置など他の画像診断装置の進歩も目覚しいものがある。これまで機能診断は核医学の独壇場であったが，他の画像診断装置がこの領域に入り込もうとしている。だが RI で測定対象を標識し機能診断を行う手法はきわめて特異性がある検査方法である。今後は，さらなる核医学の発展のために新しいタイプのガンマカメラの開発が期待される。ワグナー（H.Wager）が提唱している分子レベルの標識により臓器の機能をマクロで捉える molecular imaging を実現できる核医学装置の実現に向けて，進歩が続いている。

2 機能代行機器

近年,社会の高齢化と情報化が予想以上に進み,それに伴い,感覚や手足の機能が衰えたり失われた人たちが急増している。このような人達が社会から取り残されないようにしていくためには人工感覚や人工の手足など機能代行機器の役割がきわめて重要なものになる。

最近のロボットやバーチャルリアリティの技術の進歩,認知や行動に関する生理学の新知見などにより,機能代行機器も大きく変わろうとしている。2章では最新の機能代行機器を紹介し,その有効性と今後の課題について触れる。

2.1 視神経電気刺激による視覚機能代行

最近,成人病の一つである糖尿病患者の増加に伴い,それがもとで失明する人たちも急増する傾向にある。強度の弱視の場合は,文字や画像などの視覚情報をカメラで捉えてTV画面に拡大して見せるという方法が考案されている。しかし,残っている視力がごくわずかになると,視覚情報を聴覚や指先の触覚で感じ取れるような刺激に変えて脳に伝える視覚代行機器の助けが必要になる。視覚代行機器については,2.2節で取り上げることとし,ここではまず最近注目されてきている"人工視覚"と"人工網膜"を紹介し,視覚代行における電気刺激法の有用性や課題について述べる。

2.1.1 視神経電気刺激の方法[1]〜[3]

外界から眼球に入った光刺激は,まず視覚受容器で電気信号に変換され,外側膝状体という中継所を経て大脳の後頭部にある視覚領野に伝達される(図2.1)。ただし,視覚領野といっても何層かになっていて,どこで物が見えるようになるかということは一概にはいえない。しかし,少なくとも大脳皮質の17野と呼ばれる視覚領野の最初の層にインパルスが到達しなければならないことがわかっている。

現在,視覚代行における電気刺激法には刺激する部位によって二つの方法に分けて考えられている。一つは,網膜とそれに続く視神経が働かない場合に適用される方式で,視覚領野の最初の層に電気刺激を与えて,インパルスを発生させるという考え方である。

100　　2. 機能代行機器

図2.1 視覚領野の図

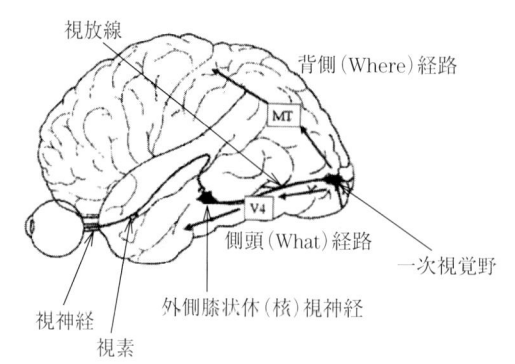

眼球から出た視神経が外側膝状体と呼ばれる中継所を経て後頭葉の一次視覚野へ投射される

　一方，正常に働く視神経が残っている場合には，大脳皮質を刺激する代わりに，眼球内にある視神経を電気刺激して視覚領野にインパルスを送るという方法をとる．一般に，大脳皮質を直接刺激するのを"人工視覚"と呼び，眼球内の視神経を電気刺激するのを"人工網膜"と分けて呼ぶ．

　人工視覚や人工網膜が期待されているのは，聴覚障害者の聴神経に電気刺激で情報を伝える"人工内耳（2.3節を参照）"が開発の初期の段階で多くの反論を受けながらも結局定着し，現代の医療方式の一つとして認められたという背景があるためといえる．

　ただし，人工視覚と一口でいっても，障害が生まれつき（先天的）か，ある程度年をとってから生じた（後天的）のか，によっても刺激方法は変わる．

　また，電気刺激で視覚領野にインパルスが伝達されたとしても，それで物が見えるとは限らない．新しい刺激がなにを意味するのかを学習することが必要になり，そのためには大脳そのものが変わっていく"可塑性"の機能に頼る必要が出てくる．

2.1.2　大脳皮質電気刺激による人工視覚

　人工視覚の研究は，1968年にブリンドレイ（Giles Brindley，アメリカ）のグループによって発表された"視覚領野への電気刺激によって生じる感覚（phosphenes，閃光）"が始まりとされている（**図2.2**）．

　一方，ドベイユ（WM.H. Dobelle，スイス）らは，1972〜73年に初めて3人の盲人（ボランティア）に複数の電極を配列した電極マトリックスを数日間だけ埋め込み，後頭部にある視覚領野を電気刺激している．その後，1978年に再び2人の盲人に電極を埋め込み，そのままの状態で20年間経過したにもかかわらず，感染症などの問題はなかったと報告している．そのうちの一人（男性，62歳）の協力により，電気刺激と閃光の関係を長期にわたり調べている（**図2.3**）．

　文字などのパターンの認識評価では，テレビカメラを利用して画像を取り込み，その画像を縦に8分割，横に8分割して64個の画素に分割し，それぞれの画素に対応する64個の電

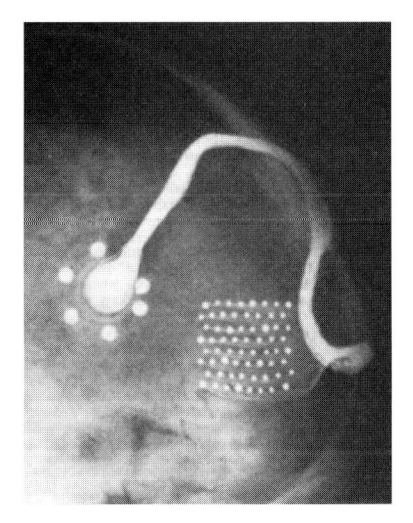

図 2.2 BrindleyとMackeyの電極のレントゲン写真
大脳皮質の後頭葉にある一次視覚野(17野付近)の表面に設置した電極マトリックス

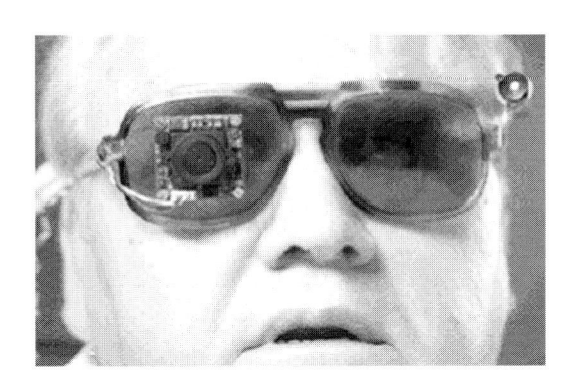

図 2.3 光ダイオードアレイ(内臓)カメラ付きのめがね[4]
被験者(全盲)のサングラスの右に装着した小型カメラと左上に取り付けたレーザポインタ

極から，画素の明るさに比例する強さの電気刺激を発生させている。

実験結果から，"視野"からはみ出さないようにする必要はあるが，60 cm 前方にある 15 cm のパターンの識別（視力検査用パターン C で東西南北の 4 方向の識別）ではほぼ 100 % と最もよく，データの再現性も高いという結果が得られている。実用化とか倫理面などを考えると問題点も多いが，永年の埋込みに基づく結果については多くの示唆が得られる。

2.1.3 人 工 網 膜

残っている視力がわずかしかない視覚障害者が角膜移植をして明らかな効果が得られるのは後天的な障害者のみである。ただし，先天的，後天的にかかわらず視覚障害になった場合でも，中枢へつながる視神経の機能が残っていればなんらかの方法で視覚情報を伝達できる可能性はある。このような発想で人工網膜と呼ばれる研究も最近現れてきている。米国では黄斑変性という網膜の変性による視覚障害者が約 30 万人おり，色素性網膜炎と呼ばれる網膜障害者が約 50 万人いるが，人工網膜はこのような患者に適用することを目指している。

ノースカロライナ州立大学のリユウ（Wentai Liu，アメリカ）は 1994 年に人工網膜用の電極アレイ（5 行× 5 列）を開発し，ジョンホプキンス大学の外科医の協力によりボランティアの盲人に埋め込んでいる。リユウらの報告によると，そのときの患者は電気刺激により黄色い輪の中に黒い点が見えたとのことである。

その後，彼らは 10 年間の基礎研究ののち，電極に改良を加え網膜に設置できるコンピュータ内臓のマイクロチップ（バイオチップ）を開発している。テストケースとして 15 人の

102   2. 機能代行機器

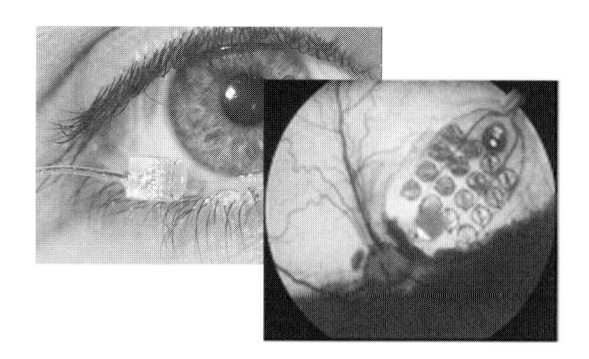

バイオチップすなわち人工網膜用の微少電極マトリックスで，左は目の前においた25チャネル(5行×5行)電極マトリックス，右は眼球内の網膜に設置した16チャネル電極マトリックス

図 2.4　バイオチップ

患者に，図 2.4 に示したバイオチップ（5行×5列）が埋め込まれ，長期間による観測から患者によってはいくつかの画像の動きや形あるいは色まで識別できたと報告されている[5]。

埋込み直後では患者の前に提示された光や物体の有無しかわからなかったのが，図 2.5 の4人の埋込み患者による識別検査の結果に示したように，数人の人の顔（4人程度）や大きな文字ならば，それぞれ約 90 %および 40 単語/分で識別したり読むことができたと報告している。

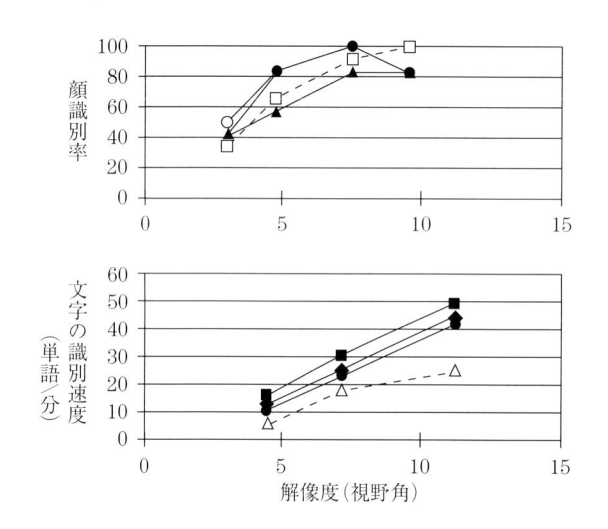

上の図は顔（高コントラスト，6階調）の識別率を四つの解像度（10×10，16×16，25×25，30×30）（横軸では解像度を視野角で表示）で求めたもので，下の図は同様の解像度で文字の識別速度(単語/分)を求めた結果を表す

図 2.5　4人の埋込み患者による識別検査の結果

また，わが国でも新しい発想の人工網膜が提案されているが，他の人工網膜とは異なり，光の明るさがわかる程度の"光覚回復"を目指しており，失明後の不安を軽くしようというのが主な目的である。

このように最近のエレクトロニクス，特にナノテク，IT さらにバイオテクノロジーが人工網膜の開発に積極的に応用されつつある。人工網膜への期待は，2.2節で述べるように，人工内耳が黎明期には多くの反論を受けながらも結局定着し，現代治療方式の一つとして認知されたという背景が支えになっている。

2.2 聴覚と触覚を利用する視覚機能代行

上記の電気刺激法は比較的新しい試みであるが，視覚を代行する方法としては古くから，**図 2.6** に示したようなアプローチがあった。すなわち，残された感覚の中でも触覚を介する方法と，文字や環境の情報を音声や音響に変換して聴覚でわかるようにする方法である。以下では，文字と環境の認識に分けて従来の主たる代行機器を示し，今後の課題について触れる。

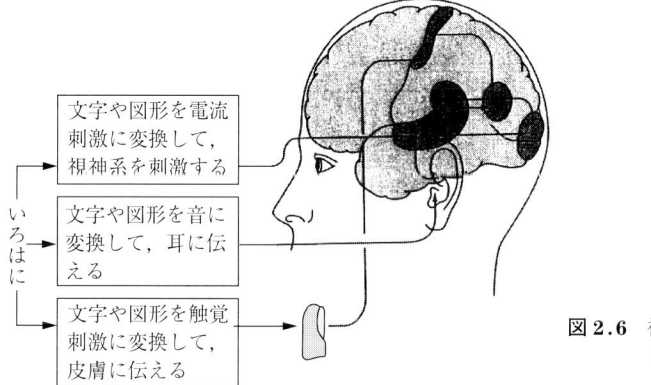

図 2.6 視覚代行の三つのアプローチ

2.2.1 文字言語認識の支援

先天的，後天的にかかわらず，視覚障害に陥った場合は点字以外の墨字（晴眼者が使う文字）が読めないので，文字言語から得られる情報もどうしても狭い範囲にとどまってしまう。アルファベットの墨字も読めるようにと 30 年ほど前にアメリカのスタンフォード大学で，オプタコンと呼ばれる盲人用読書器が開発され，わが国でもしばらく使われた。

そののちアメリカのカーツエルという会社がアルファベットの墨字文章を認識して，合成音声により聞かせるというカーツエル読書器を開発し，それが広く普及した。これは，文脈によりイントネーションやアクセントを付けた音声を生成でき，話速も変換でき，しかも女声も男声も自由にして出せるという機能をもっている。

現在，アメリカ中の主な図書館に設置され，小型化され普及し続けている。そのため，オプタコンの役割は終え，すでに製造中止となっている。オプタコンは文字だけでなく簡単な図形も認識できることから，製造中止になったことを残念に思っている人達も多い。

ただし，漢字の"音"と"訓"をどのようにして識別して音声化するかということが依然として難題として残されていた。現在でも，漢字のような複雑なパターンも表示できるようにと，**図 2.7** に示したように，多くの振動ピンを配列した触覚ディスプレイの研究が進められている。

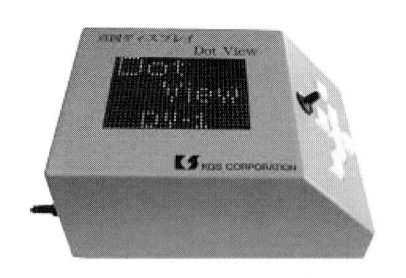

図 2.7　点字状パターンで任意の文字を
　　　　表示できる触覚ディスプレイ

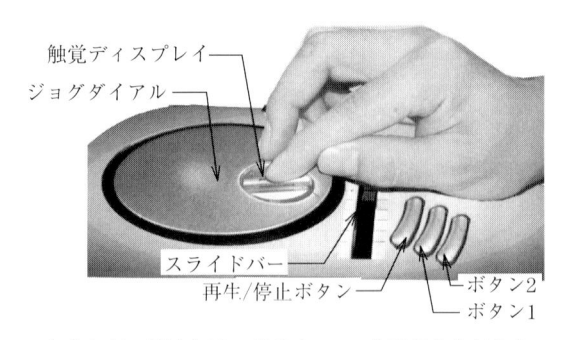

図 2.8　触覚ジョグダイアル[2]

合成音声の話速をジョグダイアルで使用者自身が自由に変え，リッチテキストを触覚ディスプレイにより指先に伝える（タジョダ，Tactile Jog - Dial）

一方では，わが国でも，カーツエル読書器のように文字を音声化する支援ソフトもつぎつぎと現れている。コンピュータとのインタフェースとしてウィンドウズ 95 の OS のもとで GUI 画面上のテキスト情報を音声で知らせる 95Reader（システムソリューションセンターとちぎ）が先駆となり，日本 IBM のジョーンズ（JOWS）など多くのソフトウェアが実用に供している[6]。このように，コンピュータと盲人のインタフェースの普及により，視覚障害者にとっては職域が大幅に広がることが期待されている。

しかし，最近，コンピュータインタフェースの GUI 化が急速に進み，従来のテキスト情報だけを音声化する方法に限界がでてきている。浅川らは，合成音声の話速をジョグダイアルで使用者自身が自由に変えられるようにし，しかもリッチテキストを触覚ディスプレイにより指先に伝えるという方法（タジョダ，Tactile Jog - Dial，**図 2.8**）を提案し，従来の音声だけの方法に比べて 3 倍近く速く文字情報を取得できることを実証している[7]。

2.2.2　環境認識の支援

言語情報に比べると，歩行するうえでの自己のまわりの環境を認識させるためのインタフェースの研究は遅れている。ケイ（Kay，ニュージーランド）の開発したソニックガイドやモワットセンサなどが普及したこともある。ともに発射した超音波の反射音を可聴音にして聞かせる"超音波眼鏡"であり，前者はその反射音を両耳に提示してステレオ効果を利用するのに対して，後者は懐中電灯で探索するように障害物を検出する方式をとっている。しかし，広くは普及しないままで終わっている。

盲人自身が獲得した障害物知覚のメカニズムなどを徹底的に解析し，その新しい概念を壊さないでむしろ増強するといった発想が基礎となった訓練器の研究もある。**図 2.9** は障害物の有無により変化する音場を人工的につくって両耳に提示する，関らの開発したシステム

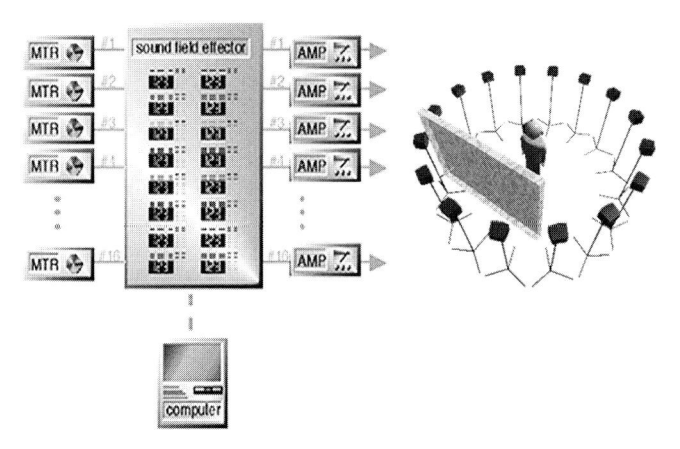

図 2.9　障害物知覚の学習訓練システム

である。環境認識機能をできるだけ速く，効率的に学習させるために利用されている[8]。

また，GPSなどを利用したナビゲーションシステムを歩行補助のための地図として活用させようという研究も盛んに行われており，現在の位置と目的地までの行程を音声で知らせようというシステムができつつある。すでに地図に関する概念を獲得した盲人には有効な方法になるといえる。

2.3　聴神経電気刺激による聴覚機能代行[1]

最近目覚しい成果を上げている聴神経電気刺激による人工聴覚について述べる。これは，前述の人工視覚や人工網膜と異なり，内耳や聴覚系の機構や機能がかなり解明されていることもあり，広く普及している手法である。

ただし，人工聴覚といっても，人工中耳，人工内耳，聴性脳幹インプラントおよび一次聴覚野の電気刺激法といろいろな形態がある。人工中耳は音を内耳まで機械的に伝える部位に障害がある伝音性難聴を対象としており，神経系は正常な場合に利用される手段である。また，聴性脳幹インプラントは末梢の聴神経系にも障害のある感音性難聴者のための補綴手段であり，言語聴取能力にきわめて高い効果が得られている例もあるが，適用例はまだ少ない。大脳の一次聴覚野刺激については，電極構造，信号処理，生体安全性などはいまだ基礎研究の段階である。ここでは人工内耳を取り上げ，その原理と効果，および今後について述べる。

2.3.1　人　工　内　耳[2]

感音性難聴者の多くは聴覚受容器である有毛細胞に主に欠陥がある。高齢化によって有毛細胞の機能が劣ってくるし，抗生物質などによりこの細胞は機能しなくなる場合もある。そ

れに生まれつき有毛細胞が働かない人達もいる．しかし，有毛細胞が機能しなくても，それにつながる神経が中枢まで残っている人達には生きている神経に刺激を与えることによって，聴覚中枢ですでに形成されている音の判断機構を一部であっても活用することができる．

人工内耳研究の初期のころは，周波数ピッチ仮説に基づいて蝸牛（かぎゅう）の中に1本の電極を挿入するシングルチャネル法であった．これは神経に一斉に電気刺激を加えると刺激周波数に応じて発射インパルス頻度が変わり，その結果としてピッチが変わるということを期待した方法である．ただし，神経には相対不応期があるため刺激に追従する周波数はせいぜい500 Hzである．

また，蝸牛管の中では粗い周波数分析がなされており，入口のほうでは高い周波数，奥のほうでは低い周波数を受けもつというように，音の高さを場所に変換しているという場所ピッチ仮説でもピッチの知覚がなされる．実際に広く普及した人工内耳では，複数の電極からなる電極アレイを内耳に挿入し，場所仮説に基づいてピッチ情報を伝達させるというマルチチャネル法がとられている（**図2.10**）．マルチチャネル法では周波数ピッチだけではなく原理的にはスペクトルの情報も同時に伝達できる[9]．

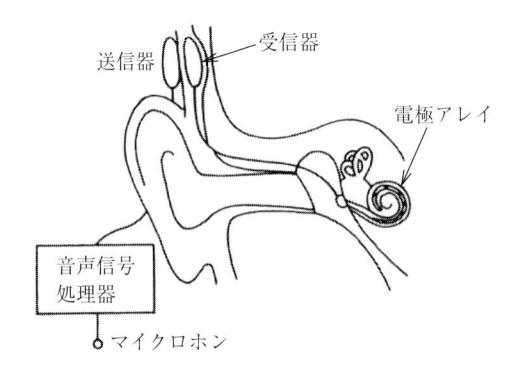

図2.10 蝸牛内に多数の電極を埋め込むマルチチャネル人工内耳

聴覚受容器である有毛細胞は約16 000個あると想定されており，それに繋（つな）がる神経をたかだか20個の刺激電極で代替させようとするのであるから，伝達される情報量は著しく制約される．しかも，遠心性神経も刺激している可能性もあることを考えるとどのような刺激パターンが中枢に伝達しているかは予測できない．それでも人工内耳をしばらく使用していると患者によっては電気刺激が音覚として知覚されるようである．

ただし，蝸牛管内のリンパ液は電解質溶液なので，内部の一点に電流刺激を与えても電流が大きく広がってしまい特定の神経だけを刺激するのは難しい．そのため電流の分布をできるだけ狭くする方法として，二つの電極を対にして一方で電流を加えて他方で引くというバイポーラ法をとる[10]．

20年ほど前から実にさまざまな方式が提案されているが，実用化に先駆けたメルボルン

大学方式が最も普及している。これはメルボルン大学のクラーク（Clark，オーストラリア）のグループによって開発されたコクレア方式である。

2.3.2 コクレア方式の原理

コクレア方式では，電極は，0.75 mm おきにシリコンホルダに巻き付けた 22 個のプラチナからなり，**図 2.11** に示したように電極をリング状にしている[11]。電流分布の重なりを防ぐため，22 個の電極のうちのどれか一つの電極だけから電流が発生するようにしている。この電極は鼓室階内で約 24 mm まで挿入され，正常な蝸牛の 600〜8 000 Hz に対応するところに設置される。

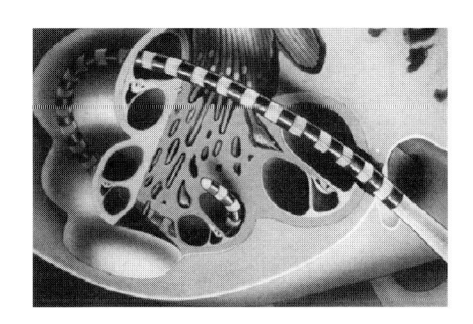

図 2.11 クラークらが開発した22チャネル電極アレイの模式図

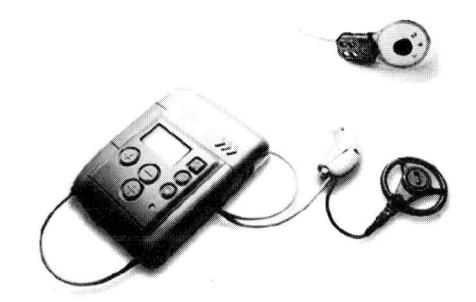

図 2.12 コクレア社製の22チャネル人工内耳の概観

この 22 チャネル蝸牛内刺激型人工内耳はコクレア社（アメリカ）で製品化され，瞬く間に全世界に普及した。わが国では東京医科大学の船坂宗太郎氏によって初めて導入された。世界で年間に使用される人工内耳の実に 90 % 以上がコクレア社製のものになっており，わが国でも 1994 年の 4 月から健康保険が適用されるようになった。

図 2.12 にコクレア社製人工内耳の外観を示す。なお，人工内耳の信号伝送方式では，コクレア社製も含めてほとんどが電磁波結合を採用しており，頭蓋骨の乳頭部に穴を開け受信回路を埋め込むという方式をとっている。

2.3.3 人工内耳の効果

船坂宗太郎氏らは，この人工内耳をわが国で初めて日本の聾患者に適用して日本語音声の認識能力を調べている。その結果，男声・女声の区別はリハビリテーションなしででき，3 箇月のリハビリテーションにより，肉声母音で 60〜90 % になり，また VCV（vowel consonant vowel）（例えば/apa/）で 50〜63 % の聴取能となった。文の聴取では人工内耳が読話に優る傾向があり，ビデオテープを用いて読話を併用すると単音節，単語，文のいずれにおいても他の条件よりもよい成績となったと報告している[13]。

また，コクレア社製の人工内耳で語音聴取能の良好な患者でVCV音節を用いて子音弁別能を調べた結果から，有声子音，無声子音の弁別はそれぞれ94％，90.5％と非常に高いことがわかっている。各子音群での弁別を見ると，"バ"などの有声破裂音で68％，"ザ"などの有声摩擦音で86％，"ナ"などの通鼻音で71％，"ラ"などの弾音で86％，"パ"などの無声破裂音で76％，"サ"などの無声摩擦音で76％と比較的高い値を示している[14]。

最近，人工内耳は幼児にまで適用の範囲を広げており少なからず効果を上げている。ただし，適用年齢は，高度難聴または聾であるという確実な診断がつくということから，当初は2歳以上としていた。

2.3.4 改良型コクレア社製人工内耳の原理と効果

コクレア社はその後も改良を続け，現在埋め込まれているものは第4世代のものである[19]。

メルボルン大学病院では，第1世代から第4世代の四つの方式を評価している。その結果，図2.13に示したように，日常会話文章に対する正答率(a)，単語に対する正答率(b)ともに音声スペクトルをそのまま利用するSPEAK方式で最も高い成績となっている。このことはホルマント周波数を抽出するような音声信号処理は必ずしも必要でないことを示している[15]。

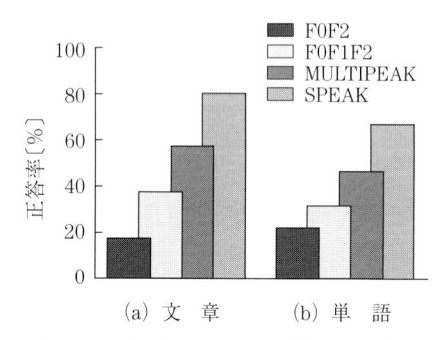

図2.13 人工内耳の四つの方法（F0F2方式，F0F1F2方式，MULTIPEAK方式，SPEAK方式）と文章と単語の音声認識正当率

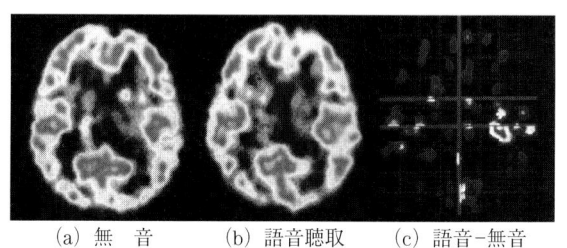

図2.14 言語習得後の失聴者の聴覚野を含むPET画像

内藤らが人工内耳装用者の語音聴取時の脳活動をPETで調べた研究によると，図2.14に示したように，言語習得後の失聴者の聴覚野を含むPET脳断面から，音刺激がない状態（図(a)）に比べて人工内耳を介して語音刺激を与えたとき（図(b)）には聴覚野の血流が増加していることがわかる。両画面を差し引くことで語音刺激を与えているときに活動する部位を浮き彫りにすると，言語を認知するときにも側頭葉の聴覚連合野が活性化していることがわかる[16]。

無音状態（図(a)）に比べ，人工内耳で語音を聞いているとき（図(b)）には聴覚野の血流が増加しており，両者の差し引きで言語聴取時に活動する脳の部分が浮き上がる（図(c)）。

さらに，言語習得後の失聴者の場合，人工内耳を介した言語を処理するためには，通常では用いない前頭葉の主として言語の表出にかかわる言語領域も活用しているということもわかってきている。このように言語脳は，語音刺激のパターンが正常なものと異なっていても，語音であればそれに関連する他の領域を駆使しても言語認知ができるように柔軟に働くようである。

2.4 視覚と触覚を利用する聴覚機能代行

聴覚代行のアプローチとしては，人工内耳のような神経電気刺激法の他に，**図2.15**に示したように，音声認識技術を転用して，音声を文字化する方法，視覚障害者が使う点字のように音声や音響の情報を触覚でも識別できるような信号に変換する方法，がある。

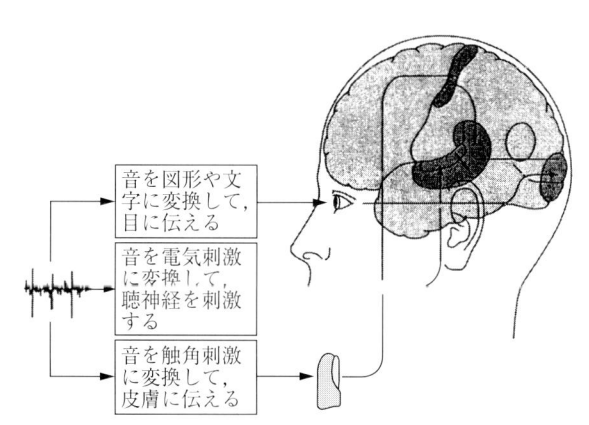

図2.15 聴覚代行の三つのアプローチ

2.4.1 視覚を利用する方法

人工内耳を適用して効果のある重度難聴者は全体の20％程度であろう。残りの80％以上の人達にはやはり聴覚代行が必要になってくる。このような人達で文字言語を獲得している場合には，音声認識装置が有用である。最近は，ある程度の制約はあるものの誰が話しても連続的に話しても瞬時に文字にしてくれる音声認識装置のソフトが実用化されている。

このソフトを少し改良して，聴覚障害者にどこまで利用できるかを調べた研究によると，個人差はあるが大体60％の認識率が得られれば80％位の精度で文意をつかめることがわかっている。これは言語脳における推論機能が働いたためであり，聴覚障害者にとってはそれほど高い認識率はいらないのである。ただし，この方式は視覚を束縛するので**図2.16**に示

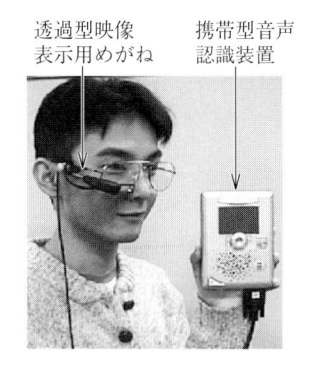

図 2.16 携帯型音声認識装置と透過型映像表示用めがね

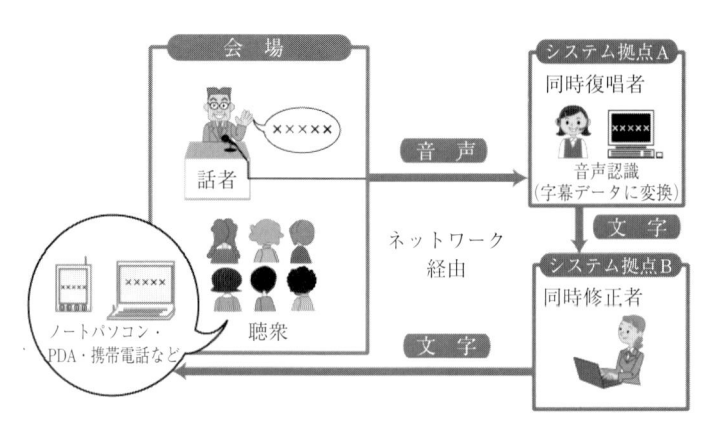

図 2.17 国際会議支援のための音声自動字幕システム

したように，人工現実感で使われる透過型映像表示用めがねを介して認識結果の文字が話者の口元に現れるようにする方法が提案されている[18]。

また，誰が話した声でも特定の復唱者がいい直すという方法で，不完全な特定話者音声認識を利用して音声を文字にしても，聴覚障害者にとってはきわめて有用な手段となることが実証されている。さらにネットワークを使って話者の音声を復唱者に転送し，文字化された情報をネットワークにより転送することにより，話者，復唱者，受け手の聴覚障害者がどこにいても文字化された情報を読むことができる。**図 2.17** は現在実際に利用されている音声自動字幕システムのブロック図を示したものであり，文字を携帯電話に表示したり，通訳者を介して通訳器としても利用できる[19]。

2.4.2 触覚を利用する方法

もう一つの方法は残された触覚を使って音に関する情報を送る方法である。この方法は古くからあり，いまだに触覚を介して伝達された情報が言語と結び付くのかという連合の問題などが解決していない。それでも，読話を補助したり，発音訓練のためのフィードバックを得たり，警報音を知覚させるなどの用途としては役に立つ。

最近の電子技術は目覚しい進歩により，本体を腕に装着し，振動子マトリックス（4行×16列）を一本の指にはめるというタクタイルエイド（**図 2.18**）の実用化が進められている[20]。これはてのひらに収まるほどの大きさであり，携帯電話のイヤホンジャックに接続することにより電話音声も受け取ることができる。

なお，手話を合成したり認識させることを目的とした手話工学の研究が画像処理の分野で盛んになされている。この研究は音声の合成や認識よりも深い問題が内在しているが，合成に関しては実用に近いものも生まれてきている。

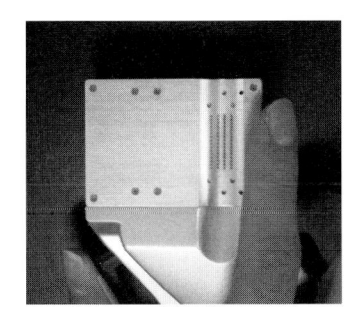

図 2.18 聴覚代行装置(タッチ・ボイス64
(4行×16列)チャネル)

2.4.3 言語理解を補助する機器

従来の補聴器は音質を低下させずに音量をいかに上げるかという点と，目立たなくするために装置をいかに小さくするかという技術的な面に研究開発の目標が置かれていた。しかし，最近では信号処理機能が内蔵したディジタル補聴器が登場し，広く普及している。

さらに，言語脳そのものの衰えを補助しようという新しい概念の補聴器も生まれている。老人性難聴の特徴の一つに，音声は聞こえるが意味理解が不十分であるという問題があるが，これは言語理解速度に起因するという仮説がある。この仮説に基づいて，早口の音声を"ゆっくり"にして聞かせるディジタル補聴装置（**図 2.19**）が実用化されたこともある[21), 22)]。

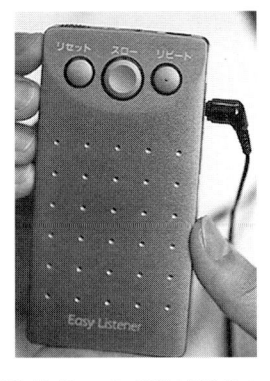

図 2.19 話速変換機能の付いた
ディジタル補聴器

これは人工内耳装着者の音声訓練補助に有効であることから，言語処理の補助に有効であることも間接的に実証されている。また，(株)ビクターがNHKとの協力により，話速変換技術により音声を"ゆっくり"にする機能の付いたラジオとして製品化している。

音声をゆっくり，はっきりさせる機能の付いたディジタル補聴器など，言語脳を補助するという試みは脳血管障害などで失語症に陥った人達のためのリハビリ機器にも生かせる。

2.4.4 言語表出を補助する機器

感覚代行とは異なるが，コミュニケーション障害で忘れてはならいのが発話障害である。その原因として，調音器官の異常，脳損傷による発話失語，喉頭の摘出などがある。いろいろな立場の人達がその障害補助に関して研究を進めているが，ここでは喉頭摘出者のための

代用発声法について述べる。

従来の代用発声法としては，ゲップを出す要領で食道に溜めた息で音源をつくる食道発声法が，器具などを使わないで済むことから広く使われている。しかし，訓練に時間を要するとか，体力を要するので高齢化すると困難になるとか，音質が悪いとかいった問題が残されている。

他にも2, 3の方式があるが，振動子を喉(のど)に当てて音源を口に送り込む電気式の人工喉頭が修得が容易であることから比較的普及している。しかし，この方式は抑揚が出せないため音質がきわめて不自然であるという欠点があった。一方，気管に開けた穴からの呼気の情報を利用して，電気式人工喉頭のピッチ周波数を制御するという方法が提案され，**図 2.20** に示したような装置を開発された。これは"ユア・トーン"という名前で製品化され，約3 000台が利用されている[23]。このように，発話障害補助もコミュニケーション障害の中で忘れてはならない研究課題である。なお，大脳そのものに起因する失語症などの補助研究は21世紀においても難題として残されるであろう。

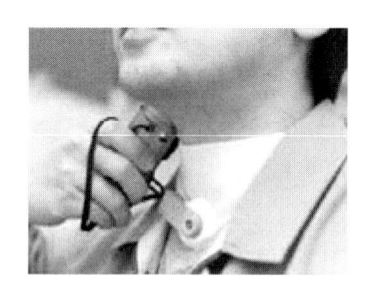

図 2.20 呼気制御型人工喉頭（ユア・トーン）の外観

2.5　運動機能代行のための生体工学

2.5.1　運動機能の力学特性

〔1〕　人間の運動機能（筋骨格系）の特徴

身体の質量は全身の各部に分布しているが，起立時には足の裏で全体重を支えることとなる。このとき，足から遠く離れた頭部や腕の重量は，頸部(けいぶ)や肩を通じて胴部に加わり，腰，脚を通じて足へと加わる。身体各部の重量は主に骨格を伝わる。大腿(だいたい)や上腕には太い骨があるが，これらは強い力を支えることができる。

関節は二つの骨が向かい合っていて，たがいの間の位置関係が変化する仕組みである。関節が屈伸するために筋肉が働く。例えば肘(ひじ)関節であれば，これを屈曲させる筋（上腕二頭筋）と伸展させる筋（上腕三頭筋）が別々に用意されている（**図 2.21**(a)）。筋は任意の長さで任意の力を発揮できる。このため，関節は任意の角度で任意の力学的な性質を備えることができる。

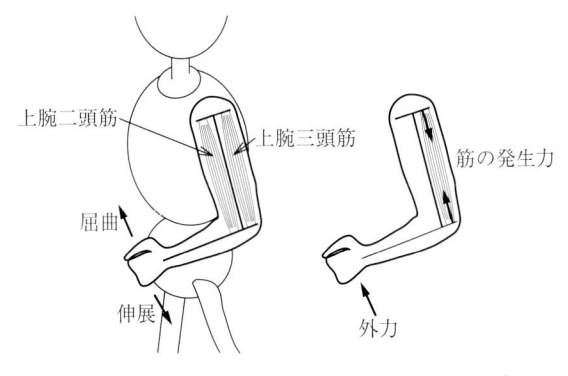

図2.21 関節における筋の働き
(a) 肘関節の模式図　(b) 外力と筋力の釣合い

　肘関節を例にとろう。外部から肘関節を屈曲させる方向に力が加わるために，自分では外力に負けないように肘関節を伸展させる努力をしているとしよう。このとき筋が自ら発生する力が外部の力と釣り合えば関節は動かない。外力と筋力に差があれば強いほうの効果によって関節は運動することとなる（図(b)）。したがって，重力に逆らって一定の姿勢を維持したり，外力を受けながら目的とする動作を行うためには，周囲の力学的な状況に合わせて筋力を適宜調節する必要がある。

〔2〕 **姿勢の安定性（床反力，摩擦）**

　つぎに日常生活を送るうえで大切である，起立・歩行時の姿勢の安定性について考えてみよう。起立時には，身体各部の関節はあまり動かないため，身体全体を身長と同じ長さの棒にたとえることができる。棒を地面に立てるとき，穴を掘って差し込んだり倒れ止めの短い棒などで支えないと不安定である（**図 2.22**）。では，これらの方策によってなぜ棒が安定に立つのだろうか。穴に棒を差し込むと，棒の下端は地面に沿う方向には滑らなくなる。これは，棒と地面の間の摩擦を大きくとることに相当する。また，棒が斜めに傾いても支えがあ

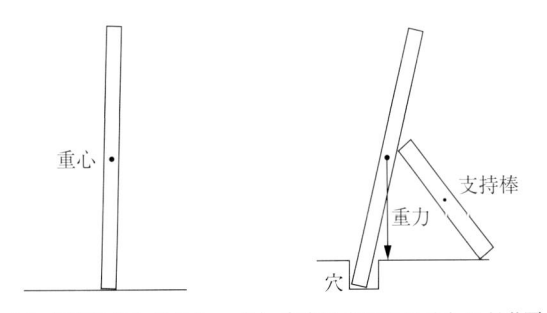

(a) 地面に棒を立てる　(b) 安定に立てるにはなにが必要か？

図2.22 棒の安定性

れば倒れない。これは，傾いた棒をさらに倒そうとする重力の効果を，支えの棒に働く力で打ち消せば倒れないということを示している。つまり"床が滑ると転倒しやすい"，"手足や杖をうまく突けば転倒しない"ということと対応する。したがって，起立時に姿勢を安定に保つためには，床や靴の材質に注意して足底と地面の間の摩擦を大きくとることが第1に大切である。つぎに，姿勢の動揺に応じて足を踏み出したり，手摺(てすり)や杖(つえ)を上手に利用して，姿勢の傾きを支持する力を得ることが第2のポイントである。

足の踏み出しは歩行の基礎である。姿勢を安定に維持しながら足を踏み出すためには，歩行時の全身の姿勢変化をイメージして，足の運動に先行して上体を前方に傾けて身体の重心を移動させることが必要である。これをスムーズに行うためには，予期しないつまづきなどの緊急事態にも手足を使って転倒を回避できるような準備が必要である。

2.5.2　運動機能の制御特性

〔1〕 予測に基づくフィードフォワード制御

人間が運動を行うときには，まず第一に，"箸(はし)を手にとろう"とか"つぎの石段はまたごう"などと思い浮かべながら，お膳の上や，石造りの階段など，外部空間で決まる座標（外部座標）で行動計画を立てる。つぎに，外部座標で表現された行動の内容を手足の関節角度で決まる座標（身体座標）の表現に変換する。そして，身体各部の筋をどのようなタイミングでどのような強さで活動させるかを決めると考えられている（**図2.23**）。

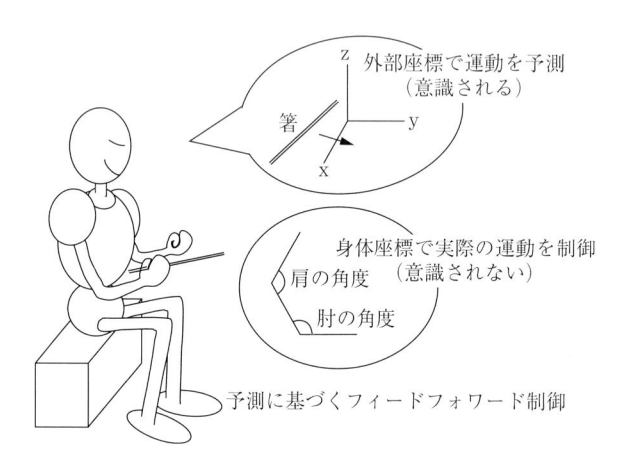

図2.23　人間の運動制御の方法

身体座標以降の情報処理は無意識的に行われるので，例えば箸を手にとるとき，私たちは親指の付け根の関節角度が何度になるかとか，人差し指の先端の箸に接触する力の大きさが何グラムかというレベルのことを意識することはない。しかしなぜか上手に箸を操り食事をすることができる。ここからわかることは，人間の運動機能は上意下達の命令系統になっていて，脳から"箸を手にとる"，"石段をまたぐ"などの命令が神経信号として各部の筋に伝

えられ，関節が自動的に動かされるということである。

　箸の使い方や石段の登り方などに習熟した人は，手指の運動の大きさや脚の踏み出し距離について細かい吟味は行わず，おおまかな予測に基づいて運動制御を行う（フィードフォワード制御）。たいがいの場合，予測は大きく外れないため，箸が使え，石段をまたぐことができる。しかし，普段使ったことのない長い箸をもったり，石段があると思ったところが一段欠けていたりすると，上手な運動が行えず，箸を落としたり転んだりすることになる。これは予測が破たんしたためである。したがって，作業の失敗や転倒などを防ぐためには，運動を行う人が立てた予測と周囲の物理的な環境が大きく異ならないように作業環境を整えることが必要となる。また，慣れないものを扱う場合には，十分な練習を行い習熟することが必要となる。

〔2〕 **神経筋系のフィードバック系**

　運動機能を実現する神経系や筋骨格系は脳からの命令に従って働く。頸部から腰部へ至る神経繊維の束である脊髄には脳から信号が入る。ここには，手足の筋を活動させる信号を送り出す運動神経がある。運動神経は長いものでは1mもの長さがあり，脊髄から筋へ信号を送る。筋は身体各部の関節のまわりに存在し，運動神経からの信号に応じて関節の屈曲・伸展を行う。このように，運動系は，脳・脊髄・筋骨格の三つの階層構造を有しているといえる（図 **2.24**(a)）。

(a) 運動制御系の階層性　　(b) 脊髄筋骨格系のフィードバック経路

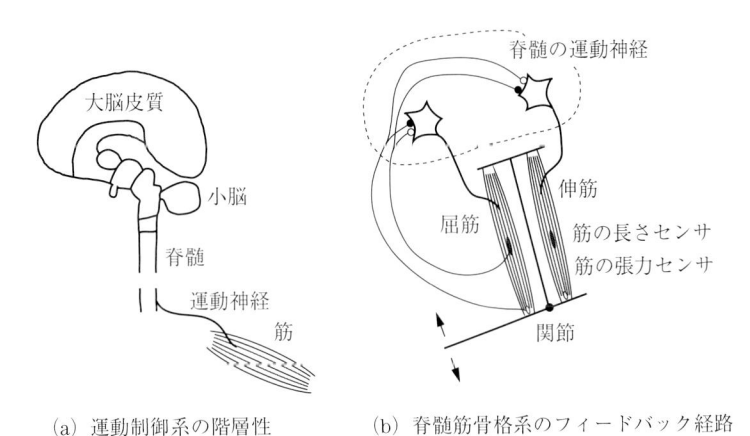

図 **2.24** 神経筋骨格の働き

　また，脊髄には，筋の長さの情報や，骨と筋の間で働く力の大きさの情報が，筋の内部や周辺にあるセンサから集まってくる。つまり，脊髄では，手足などの筋の働きや関節の角度変化などの状態が常時モニタされていて，外力による姿勢の変化などに適切に対応するため，必要に応じて運動神経に信号が送り出され筋活動の制御が行われている。これより，脊髄は末梢の筋骨格系に対するフィードバック制御系を構成していると見ることができる（図

2.24(b))。脊髄では，数十 ms～100 ms のうちに定型的な運動制御を実現している。膝蓋腱反射は脊髄と筋骨格系のフィードバック制御の典型的な例である。手足の姿勢変化は脳においても認知されるが，これには数百 ms～数秒かかるため，気づいた後では転ばぬ先の制御はできないことになる。

2.5.3 運動機能障害の成因と種類
〔1〕 脳 の 障 害

大脳では身体運動の計画や，複数の筋肉の活動を協調的に行うためのプログラムの調整などが行われる。これがうまくいくと，器械体操や楽器演奏などの技を必要とする運動も実現可能となる。巧みな技は，生まれつき発揮できるものではなく，厳しい修行や練習のたまものである。これは，身体運動を行いながら脳内に筋活動などを円滑に制御する情報処理の仕組みをつくり上げることに相当する。幼いころから身体運動を行いながら学習する機会を得ることが難しい脳性麻痺の人は，複雑な身体運動を制御するプログラムをつくることができないため，発揮できる身体運動の機能が限定されることになる。

一方，脳機能には問題がなく幼少期から身体運動機能を体得した人が，脳血管疾患・交通事故などによる頭部外傷・脳腫瘍などの病変によって運動機能を司る脳の領域に損傷を生じた場合，複雑な身体運動を制御することができなくなることがある。また，言語に関連した領野が損傷を受けると言語障害を生じることがある。このような障害が生じる理由は，脳が身体機能の総合的なコントロールを行っていること，および脳や脊髄などの中枢神経の細胞はいったん損傷すると回復しないこと，の二つの点から理解される。

脳の損傷による運動機能の障害はリハビリテーションによって一定の改善が見られる。これは，損傷によって失われた細胞の近辺にある神経細胞は，新たな学習によって，かつて仲間の細胞が担っていた機能と同等の機能を発揮できるようになるからである。脳血管疾患による言語障害者が，忍耐強いリハビリテーションによって再び言葉を話すようになることは，神経細胞の可塑性（新たに学習し習熟する可能性をもっていること）の証拠の一つである。

〔2〕 脊髄の障害

脊髄は身体の各部位と連絡を図る位置が決まっている。例えば，腕や手の運動を担う筋は主に頸部の脊髄から神経繊維が連絡している。脚や足の運動を司る筋は，主に腰部の脊髄から連絡している。このため，頸部で脊髄を損傷すると両手から両足までの部位に麻痺をきたす（四肢麻痺）。また，胸部や腰部で脊髄を損傷すると，両脚の機能が麻痺する（下肢麻痺）。脊髄の損傷では，運動機能とともに感覚機能にも麻痺が生じる。脊髄の神経細胞は損傷後の回復は難しいため，これらの障害は固定的であり機能の回復は困難であることが多い。

〔3〕 末梢神経の障害

脊髄から筋へ至る運動神経は外傷によって断裂することがある。ダメージを受けた末梢神経が支配する筋は一時的に麻痺する。しかし，脳や脊髄の神経と異なり末梢神経は再生するため，手術によって修復された神経繊維が再生することで運動機能が回復することが多い。ただし，すべての神経が元どおりにつながる訳ではなく，受傷以前とは異なる神経繊維の接続が行われることもあるため，末梢神経を支配する脊髄やさらにそれを支配する脳における新たな学習（リハビリテーション）が必要となることが多い。

〔4〕 筋の障害

筋は運動神経の信号に応じて収縮力を発揮する。関節まわりではばねや摩擦としての機能も発揮する。筋は，無理な運動負荷や過度の疲労によって損傷することがあるが，多くの場合回復する。筋ジストロフィーなどの筋疾患では，損傷した筋細胞が再生しないため収縮力が次第に発揮されなくなる。

〔5〕 関節の障害

神経や筋に問題がなくても，関節が自由に動かせないために運動機能障害が起こることがある。関節炎や関節リウマチによって関節運動に伴い痛みが生じる場合などが該当する。慢性的な疾患では人工関節を利用した根本的な治療も行われる。

以上の他にも脊髄，運動神経，筋の機能に障害が起きる神経筋疾患がある。病因の特定や治療法の究明が研究途上にある疾患も少なくなく，今後の研究の進展に期待がかかっている。

以上をまとめると，脳，脊髄，末梢神経，筋，関節は，運動機能を発現するためにそれぞれの機能を担っており，そのどこか一部が機能しなくても運動機能がうまく発揮できないということである。特に，脳や脊髄という中枢神経系は，損傷によって回復が難しいため機能障害が生じやすいことになる。

2.6 運動機能代行のための医工学技術

2.6.1 運動機能の計測と評価

〔1〕 運動機能の計測

脳機能の検査では，手足を動かそうと意識することによって誘発される脳の活動を脳画像や脳波などによって調べる。運動に関与する脳の領野の神経細胞の働きに異常があるかどうかが確かめられる。腕や脚の末梢神経が機能しているかどうかは，神経を電気的に刺激して，より末梢にある神経や筋が活動するかどうかによって確かめることができる。筋の活動状態は，筋活動を反映した筋電位を計測することで定量的な比較が可能である。

関節の運動を定量的に測定する方法としては，センサを身体に装着する方法と，カメラな

どで画像的に測定する方法がある。関節運動は，回転中心をはさんで身体の2箇所が相対的な位置を変える運動と考えることができる。例えば，上腕と前腕にそれぞれ板状の部品を装着して，これらの間の角度を測定する関節角度ゴニオメータが開発されている（図 2.25 (a)）。関節部分への拘束がなく，角度の測定精度が高く（1度程度），角度に比例した信号が実時間で得られる。しかし，このような身体装着型センサは，装置の着脱に手間がかかるので日常的には使用しにくい。

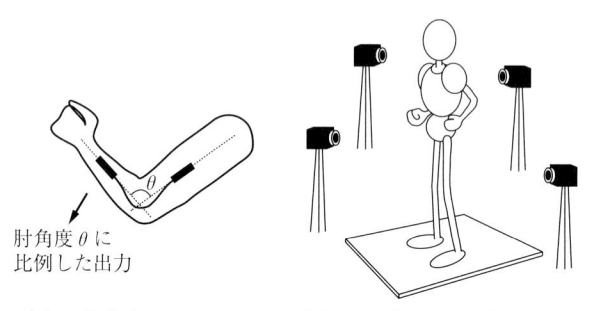

肘角度θに比例した出力

(a) 関節角度ゴニオメータ　　(b) 画像計測および床反力測定

図 2.25　運動機能の計測手段

　身体拘束が少なく被験者の負担が軽いのは画像的な測定法である。身体各部に特徴点を設け，その位置を3次元空間で測定する（図(b)）。複数のカメラ画像を用いて画像処理を行うため，関節角度のデータは測定時と同時には利用できないことが多い。データ解析では，身体の力学モデルを用いて身体各部の速度（角速度）や発生する力（モーメント）を推定できる。大がかりで高価なものが多い。

　運動時に発揮される力は，握力計のような力センサで直接測定する方法が従来から行われている。起立歩行時には足底と床との間に働く床反力の大きさと方向，着力点の位置などの情報を測定する床反力計が用いられる（図(b)）。これらの力学的なデータと同時に筋電位などの生理学的なデータも計測するシステムが開発されている。

〔2〕 **運動機能と身体能力**

　運動機能の評価では，関節の運動が可能な範囲や発揮される力の大きさなどの測定データによってある程度の判断が下せるものと考えられる。ところで，運動機能障害がある人が目的とする課題を遂行するためには，その人が利用可能なあらゆる方法を動員することが可能である。したがって，健常者とは異なる代償的な身体動作を用いながら，目的とする課題を実行できるため，身体能力には問題がない場合も少なくない。例えば，筋力の低下で腕を挙上できない人では，机を高く設定すると食物を自分の手でつかんで食べることができる（図 2.26）。このように，機能の評価と能力の評価とは別の観点からなされなければならないことがわかる。

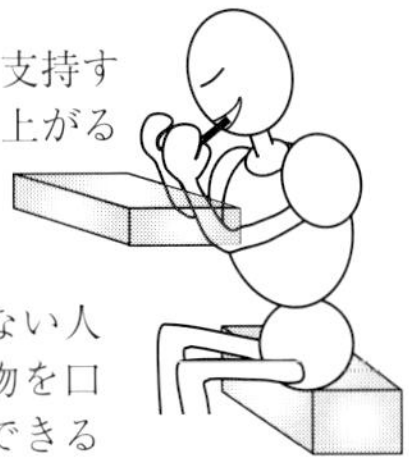

図 2.26 身体の機能と能力に対する考え方

机の縁で前腕を支持すると手先が高く上がる

腕を挙上できない人でも自分で食物を口に運ぶことができる

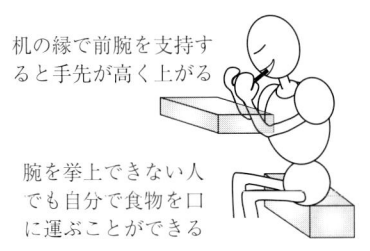

代償的な身体動作の例

2.6.2 機能的電気刺激の原理と技術

〔1〕 機能的電気刺激

脊髄から筋へ至る末梢神経の中には，皮膚に近く浅いところを通るものがある。これに対しては皮膚表面から電気刺激を行って活動させることができる。末梢の筋を支配する運動神経を刺激すると，筋が収縮し関節運動が起きる。脳や脊髄に障害があるため手足が不自由な人で，末梢の運動神経や筋の働きには問題がない場合には，電気刺激を積極的に利用して任意の関節運動を生じさせることで，運動機能回復が果たされると考えられる。これが機能的電気刺激の原理である[24]。

電気刺激は導電性の電極を用いて行う。筋は電極を近くに置いても電気刺激を直接的に行うことは難しいため，筋を支配する運動神経を刺激し，運動神経の活動によって筋を活動させることが行われる。先述のように，皮膚表面に電極を配置するのは簡単であるが，浅いところにある運動神経しか刺激されない。このため，活動する筋の種類や同じ筋内で活動する筋繊維の数が限定される。ある関節の運動を電気刺激で制御するためには，その関節の運動に関与するすべての筋を電気刺激することが理想的である。しかし，手指を例にとれば，前腕部や掌部にあって手指の運動に関与する筋は30以上にのぼる。しかも個々の筋は小さいため，表面からの電気刺激では多数の筋が同時に活動してしまい目的とする動作を行うことができなくなる。これらの筋を個別に刺激するためには，小型の電極をおのおのの筋の近縁に埋め込むことが必要となる。運動機能障害がある部位で実現したい動作の運動パターンに対して，各筋へ加える電気刺激の時間パターンをうまく見つけ出すことで，目的とする動作を実現することが可能となる。

〔2〕 下肢の筋の刺激と歩行の再建

脊髄損傷による下肢麻痺者に対する機能的電気刺激では，長下肢装具を用いて姿勢の安定化を図るのが有効である。装具によって股関節の屈伸の自由度のみを利用する。膝関節は伸展位で固定，足関節はほぼ90°に背屈した姿勢で若干の底屈・背屈が可能となっている。電気刺激は股関節の屈曲と伸展にかかわる筋へ表面電極を用いて行う。被験者は立位姿勢を維持するため，歩行器につかまり立ちをしながら，左右の脚を交互に振り出すように電気刺激

120　2. 機能代行機器

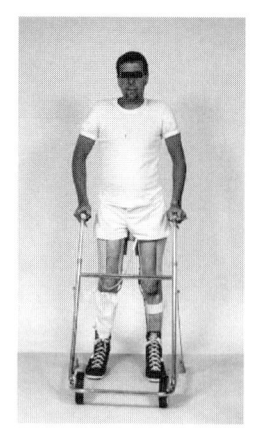

(a) オーストラリアシドニー大学健康科学部リハビリテーション研究センターの下肢の機能再建

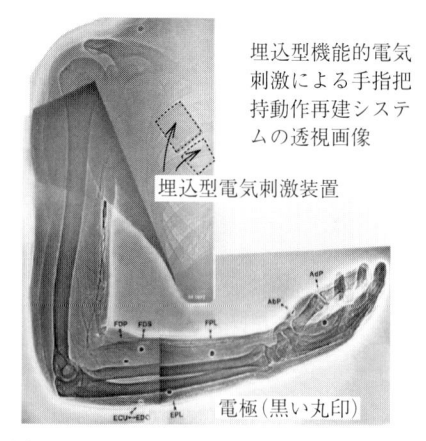

(b) クリーブランドFESセンター(Cleveland FES Center, アメリカ)の埋込電極を用いた上肢の機能再建

図2.27　機能的電気刺激による運動機能の再建

を行うことで前方へゆっくりと歩くことができる（図2.27(a)）。また，下肢麻痺者が車いすなどの座位姿勢から起立姿勢へ移行する際にも電気刺激が利用できる。

〔3〕 上肢の筋の刺激

脊髄損傷による四肢麻痺者の手関節と指の関節を動かすため，前腕と掌部の筋の近縁へ電極を埋め込み，電気刺激が行われている（図2.27(b)）。肘や肩関節の自由度に相当する前腕の支持は装具によって行う。あらかじめ種々の動作に対応する各電極への刺激パターンを登録しておく。被験者は制御装置を呼気などを利用したスイッチを用いて操縦することで，登録した動作パターンの中から好みの動作を選択して実行することができる。

〔4〕 治療的電気刺激

脊髄損傷などの運動麻痺者では，麻痺部位の筋を活動させることが少なく，筋の萎縮が生じることも少なくない。麻痺部位の筋は，理学療法士など術者の手で他動的に伸張・弛緩させると血行が増進し栄養状態が改善される。電気刺激によって麻痺筋を活動させることが可能であれば，麻痺部位の健康状態の改善に利用できる。これは医療スタッフの負担の軽減にもつながる。

2.6.3　人工筋肉の原理と技術

ロボットやメカトロニクス機器にとって，**アクチュエータ**（actuator）は重要な構成要素である。アクチュエータとは，電気・油圧・空気圧などのパワー源からエネルギーを得て，回転運動や直進運動などの機械的エネルギーに変換する装置のことをいい，人体にたとえると筋肉に相当する。例えば，電磁モータ・油圧アクチュエータ・空気圧アクチュエータが，その代表例である。特に，電磁モータは，制御性がよく，高効率であることから，一般的な

2.6 運動機能代行のための医工学技術

産業用途のアクチュエータとして広く普及している。

しかし，人間の運動機能代行や生活環境下での利用を考えた場合，これらのアクチュエータとの相性が必ずしもよいわけでない。ユーザが直接装着する運動機能代行装置や関節リハビリ機器のようにウェアラブル性が重視される場合には，(1) 小型・軽量であること，(2) 柔らかいこと，(3) 動作音がないこと，(4) 衛生的であること，など産業用アクチュエータとは異なる性能が要求される。また，病院や家庭で利用される福祉機器に組み込むアクチュエータの場合にも同様な要件が望まれる。

ここでは，このような特性を目指して開発しているアクチュエータを総称して**人工筋肉**（artificial muscle）と呼ぶ。なお，人工筋肉の厳密な定義は存在していないが，生体工学の分野では「生体の筋肉に類似した特性をもつアクチュエータ」あるいは「動物の駆動源を模擬する人工アクチュエータ」としている[25]。

人工筋肉を大まかに分類すると，ゴム製チューブを繊維ネットで覆うことにより空気圧を収縮力に変換するゴム人工筋，高分子材料をベースに膨潤と収縮を行うメカノケミカルアクチュエータ，熱を加えると形状が変化する形状記憶合金アクチュエータ，加熱冷却による水素の吸脱反応を利用した水素吸蔵合金アクチュエータが挙げられる。

以下では，これらのうち医療・福祉機器分野での応用が試みられている(1) ゴム人工筋，(2) 形状記憶合金アクチュエータ，(3) 水素吸蔵合金アクチュエータ，に関する動作原理と特徴および応用例について述べる。

〔1〕 ゴム人工筋

ゴム人工筋（rubber artificial muscle）の構造を**図2.28**に示す[26]。これは，繊維コードを網状に編んだスリーブでゴム製チューブを覆い，両端を金具で固定したものである。このような構造のもとで円筒形のチューブ内に圧縮空気を送り込むとゴムチューブは膨らむが，変形に方向依存性のある網状スリーブによって動きが拘束され，チューブの膨張力は軸方向の収縮力に変換される。すなわち，このアクチュエータでは，チューブの内圧を上昇させると筋肉のように収縮方向に力が発生することになる。この人工筋を**マッキベン型ゴム人工筋**（McKibben artificial muscle）と呼ぶ。

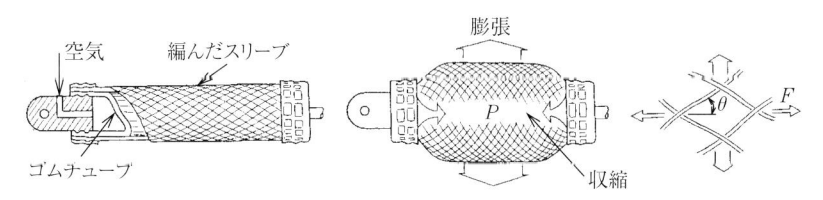

図2.28 マッキベン型ゴム人工筋の構造

その他では，**図 2.29** に示すように，ゴム管内に三つの圧力室を設けたゴム人工筋がある。これは径方向への繊維強化による異方性弾性をつくり出し，おのおのの空気室への圧力を調整することで，任意の方向へ湾曲するように工夫したタイプである[27]。この場合，人工指のように動くマニピュレータとして利用できるため，壊れやすいものや不定形物体のハンドリングに適する。

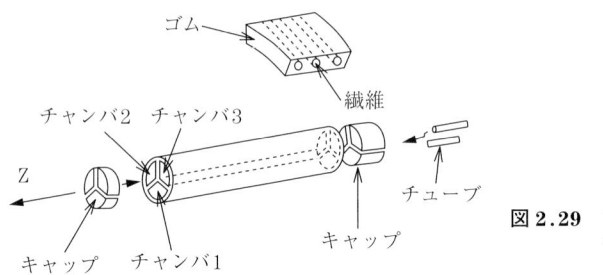

図 2.29 フレキシブルマイクロアクチュエータの構造

以上のように，ゴム人工筋は，駆動源に空気圧を，構造体に柔軟素材であるゴムを利用しているため，フレキシブルな変形と柔らかな動きをつくり出すことが可能である。そのため，健康・福祉機器や人間型ロボットへの応用が数多く試みられている。しかし，ゴム人工筋などの空気圧アクチュエータを駆動する場合には，圧縮空気を得るためのコンプレッサやガスボンベがつねに必要となる。それらの排気騒音対策と小型・軽量化は，ゴム人工筋を医療・福祉機器の実用的なアクチュエータとして利用していく際に克服すべき課題である。

〔2〕 形状記憶合金アクチュエータ

形状記憶合金（shape memory alloy, **SMA**）とは，あらかじめ特定の形状を記憶させる処理を行っておくことで，低温において外力を加えて変形させても再び高温にさらすことによりもとの形状に戻ることのできる機能性材料である。高温で剛性強度の大きい状態をマルテンサイト相，低温で剛性強度の小さい状態をオーステナイト相と呼ぶ。最近では，セラミックスやポリマーにも同様の機能をもつものが発見されているが，アクチュエータとして利用されているものは機械的特性と繰り返し特性に優れるチタン-ニッケル（Ti-Ni）系合金である。

形状記憶合金アクチュエータは，**図 2.30** に示すように，スプリング状にした SAM と一般のスプリング（バイアスばね）を組み合わせた仕組みになっている。SMA ばねを加熱・冷却するとロッドが左右に動き，発生力を外部に取り出せる。

以上のような特徴を生かして，最近では歯列矯正ワイヤや血管内手術用デバイスとしての応用開発が試みられている[28]。

(a) 構 造　　　　　　　　(b) 荷重-変位曲線

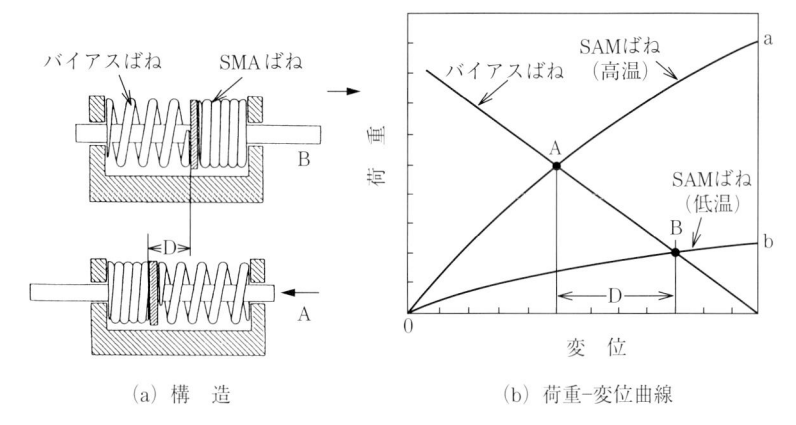

図 2.30　バイアスばねを利用した形状記憶合金アクチュエータの構造

〔3〕 水素吸蔵合金アクチュエータ

水素吸蔵合金（metal hydride alloy, **MHA**）は，水素を貯蔵・精製する機能を備えるとともに，水素化反応によるエネルギー変換機能をもっている。水素吸蔵合金アクチュエータは，**図 2.31** に示すように，熱エネルギーを水素ガス圧という機械エネルギーに変換するMHAを利用し，駆動媒体に水素ガスを利用したシンプルな構造のアクチュエータである[29]。

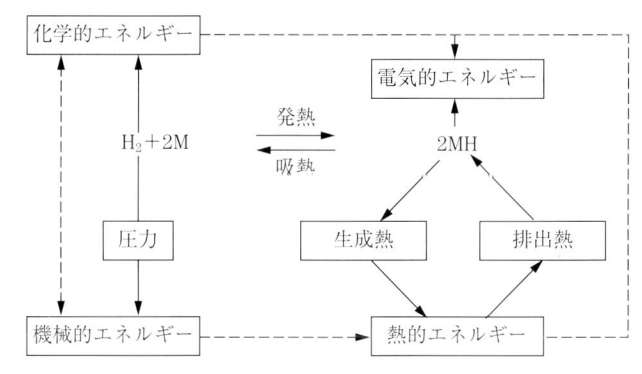

図 2.31　水素吸蔵合金の各種エネルギー変換の仕組み

具体的な仕組みは，密閉された容器内にMHAを封入し，ペルチェ素子などを用いて合金を加熱・冷却することで放出・吸蔵される水素ガスを金属ベローズや高分子複合フィルム材からなる伸縮性の動作部に導き，そのときのガス圧を並進力などに変換し，外部に取り出し利用するというものである。外観を**図 2.32** に示す。このような動作原理から，(1) 高出力重量比（小型・軽量），(2) 無騒音，(3) 柔軟性[30]，などアクチュエータとしてユニークな特性を備えている。

このような特性を生かして，座席昇降型車いす（**図 2.33**），洋式トイレ便座昇降装置[31]，高齢者の移乗介助支援システム[32]，上肢や下肢の**関節可動域訓練装置**（continuous passive

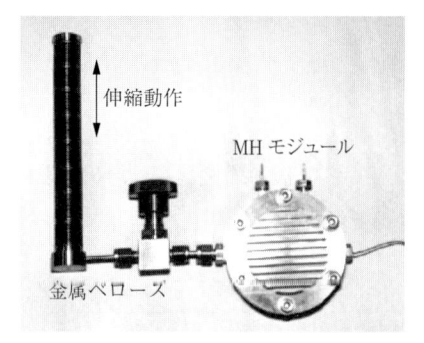

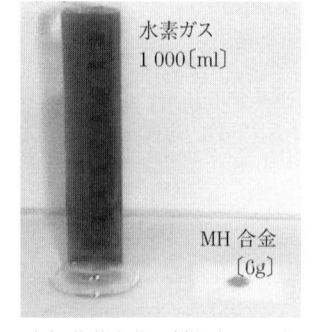

(a) 基本構造　　　　　　　(b) 体積変化の様子（モデル）

図 2.32　水素吸蔵合金アクチュエータの基本構造[31]

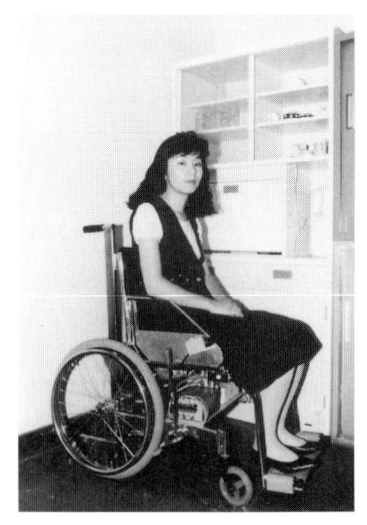

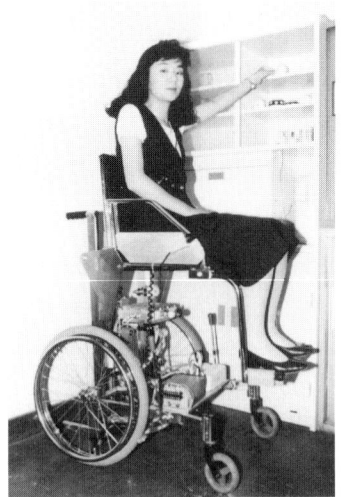

図 2.33　HMAを利用した座席昇降型車いす

motion device, **CPM 装置**)[33]，バーチャルリアリティのフォースディスプレイなどの研究開発が試みられている。また，超小型化による内視鏡などの医療用マイクロアクチュエータとしての応用も期待されている。

2.7　運動代行機器

2.7.1　義 肢・装 具

交通事故・労働災害・疾病などが原因となり，手や足の運動機能が不全になることがある。そのような人たちの失われた手足の機能を代行したり補助したりするものが，**義肢**（artificial limb, prosthesis）と**装具**（orthosis）である。義肢は，**義手**（upper limb prosthesis）と**義足**（lower limb prosthesis）に大別され，外傷や疾病などによって肢の全部あるい

は一部を失った人が欠損肢の機能と形態を補うために装着する人工の手足である。装具は，脳血管障害による麻痺やスポーツ傷害などの医療目的で身体に装着する器具であり，上肢装具・下肢装具・体幹装具などに分けられる。

〔1〕 義　　肢

義肢の基本的な構成要素は，**図2.34**に示すように，ソケット・支柱部・ターミナルデバイス（手先具あるいは足部）からなる[34]。

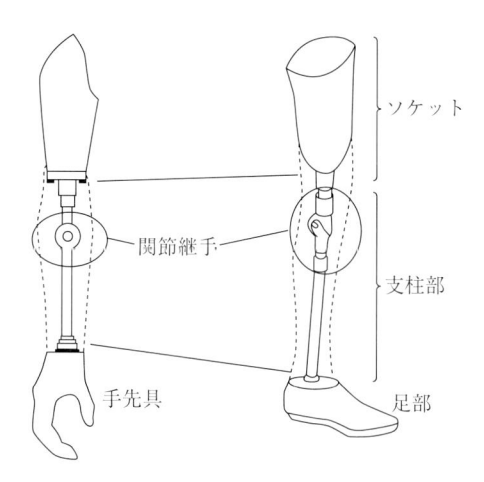

図2.34 義肢の基本的な構成要素

ソケット（socket）は，断端と義肢を結び付けるインタフェースであり，使用者の動きを義肢に忠実に伝えると同時に，義肢に加わる力情報を断端の皮膚などに伝える役目を果たしている。最近では，精密な3次元デジタイジング技術とCAD/CAMを応用して，採型時にギプスを用いない方式も開発されている。採型データのディジタル化により，バイオメカニクス的な装着シミュレーションを事前に行うことで適合性の高い義肢の作成が可能になる。

支柱部は，ソケットとターミナルデバイスを連結するものであり，ヒトの関節に相当する継手（つぎて）を含む場合もある。構造的には，外骨格タイプの殻構造と内骨格タイプの骨格構造のものがあり，外観はフォームカバーにより皮膚色に近いコスメティック性を保つ工夫がされている。品質保持と機能向上のために標準化された部品を利用する骨格構造のモジュラ式が一般的となっている。

特に義足の場合，円滑な歩行を獲得するためには，立脚相で膝が安定し，遊脚相で速やかに屈曲・伸展できることが大切であり，いままでにさまざまな機構の膝継手が開発されている。その中でも，**図2.35**に示すインテリジェント大腿義足は，膝継手に取り付けられた空気圧シリンダ（空気ばね特性をもつダンパ）の弁開度を歩行速度に合わせてリアルタイムにマイコンで制御することで，シリンダ内の反発力を変化させ，あらゆる歩行速度に対応できるようになっている[36]。従来の大腿義足に比較して疲労も少なく，練習をすれば走ることも可能である。

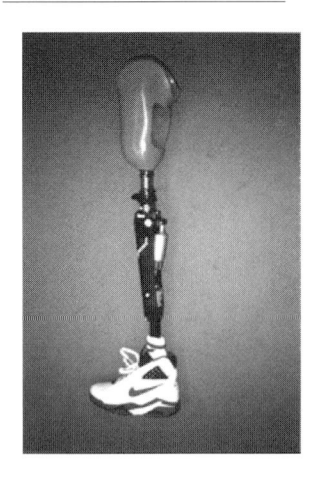

図 2.35 マイコン制御式膝継手を組み込んだインテリジェント大腿義足[35]

ターミナルデバイス（terminal device）は，義肢が外界に働きかける重要な部分である。義足では足部，義手では手先具と呼ばれる。義手の手先具には，**図 2.36** に示すように，手に似せた 5 本指タイプのハンドと，2 本の鉤を残存筋力や代用筋力などにより随意に制御しながら作業を行うフックがある。さらに，固定式・能動式・電動式などに分類でき，手先具は義手全体の性質を表すものといってもよい。

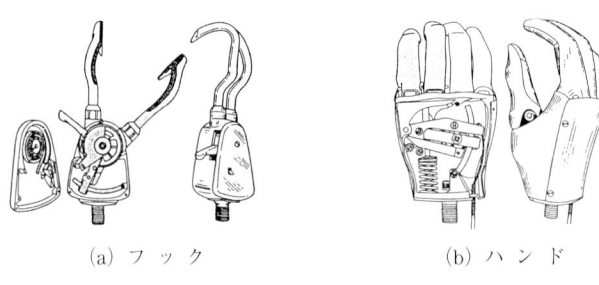

(a) フック　　(b) ハンド

図 2.36 義手の手先具

欧米では電動式のものを 3 万人以上が積極的に利用しているが，日本においては機能面より外観を重視することと，片側切断の場合は健側手で多くの動作が不便ながらも可能であることから固定式の装飾用義手を使う例が 8 割を占めている[37]。しかし，最近は日本でも精密加工の技術を駆使して，**図 2.37** のような小型・軽量な電動式の筋電義手（370 g）が開発されている[38]。また，筋電義手の制御方式では，**図 2.38** のような**表面筋電位**（electromyogram，**EMG**）を利用したニューラルネットによるオンライン学習システムなどにより短期間で数種類の動作を習得可能にする方法が研究されている[39]。

今後は，ヒューマノイドロボットなどの研究開発にともない，さらに高度な動作機構を備える義手や義足の登場が予想される。それと同時に，使用者が義肢を自らの手足に自然と感じられるような感覚情報フィードバック機能の開発が重要になってくる。

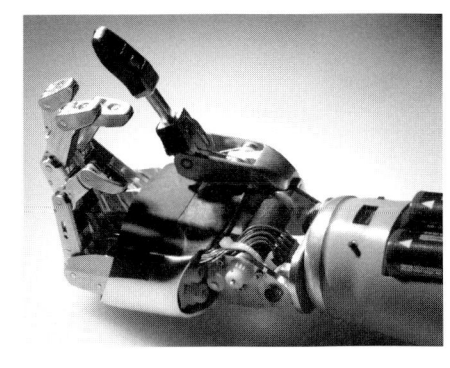

図 2.37 小型・軽量で5本指を備えた筋電義手[38]

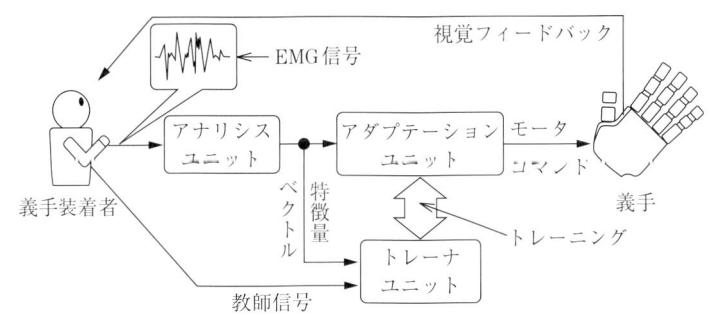

図 2.38 筋電義手用オンライン学習システムのブロック図

〔2〕装　具

装具は，骨格筋系を四肢や体幹の外部から支えることで**機能障害**（impairment）を軽減するために用いるものであり，それは骨折による痛みを緩和するための副子に始まるといわれている。具体的には，（1）変形の予防，（2）変形の矯正，（3）病的組織の保護，（4）失われた機能の代償または補助，（5）除痛，などが目的となる。そのため，装具の種類は多く，分類法もさまざまであり，その詳細は JIS 用語に譲る[40]。

また，装具は身体の外側から苦痛なしに力を作用させ，脱着可能とする必要がある。そして，装具からの力は皮膚を介する圧迫力に限られるので，図 2.39 に示すような三つの基本原理によって支持力を得ている[41]。

3点支持は，ある点に対する力とそれからたがいに離れた2点に対する逆方向の力のバランスによって支持力を得る方法である。装具の大部分はこの原理に基づいて製作されている。けん引は，2点を逆方向に引っ張ることにより支持力を得る方法である。特に，強い湾曲がある場合や頸椎のような解剖学的形状のために，3点支持が難しいときに利用する。液圧支持は，軟部組織を液体と見なし，その軟部組織全体を覆うことによって得られる液圧を支持力に利用する方法である。体幹の軟性コルセットや四肢の機能的装具は，この原理に基づいている。

このような装具の中で，脳血管障害や脊髄損傷などにより上肢の筋力が極度に低下した障

(a) 3点支持　　　(b) けん引　　　(c) 液圧支持

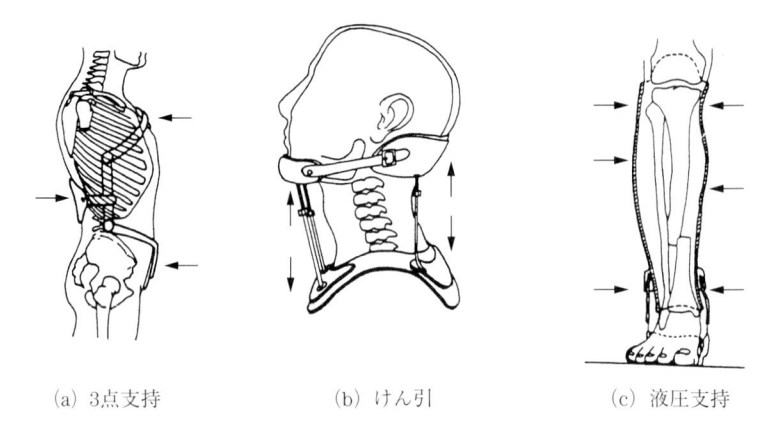

図 2.39 装具の設計に関する基本原理

害者の上肢運動機能を代行するものが動力装具である。残存機能がある場合には，その運動を円滑に遂行できるように受動的にサポートする装具が利用される。しかし，高位レベルの障害の場合には，外部動力源を用いて動作や姿勢保持を行う動力装具が必要になる。**図 2.40** にマッキベン型ゴム人工筋を利用した空気圧式の動力把持装具を示す[37]。これは，炭酸ガスボンベ・足踏み式方向制御弁・ゴム人工筋で構成されており，使用者が制御弁を押すと人工筋が短縮し，把持動作を行う仕組みである。

最近では，制御が容易で小型化の進んだ電磁モータを利用した動力装具の開発が進んでいる。操作インタフェースに関しては，義手のように筋電信号を利用する場合もあるが，重度の障害レベルになると呼気や音声などを利用した入力インタフェースが用いられる。今後

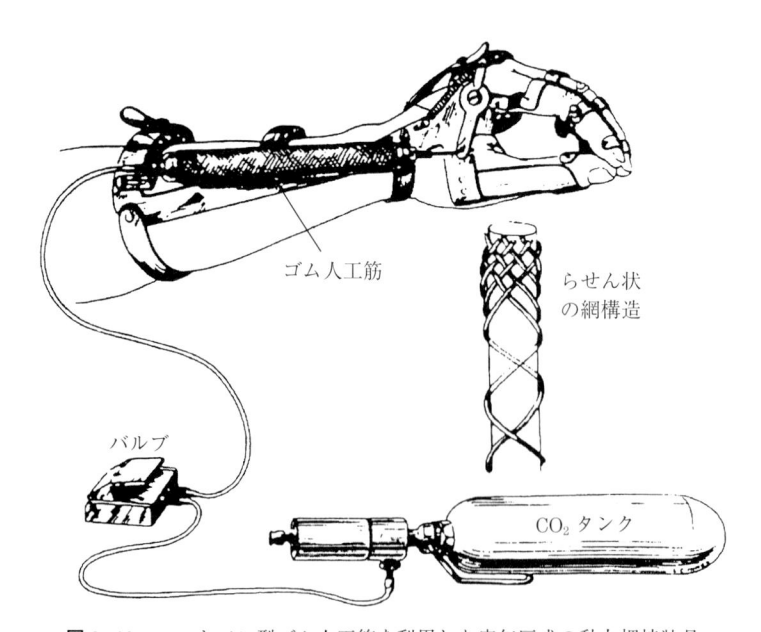

図 2.40 マッキベン型ゴム人工筋を利用した空気圧式の動力把持装具

2.7 運動代行機器

は,パワーアシスト装置[42]や関節可動域訓練装置[43]などの福祉ロボット研究,コンピュータによる障害者支援技術の**アダプティブテクノロジー**[44](adaptive technology)に関する研究と相互連携しながら,使い勝手のよい動力装具の実用化が進んでいくことが予想される。

2.7.2 介助支援機器

運動機能に関する介助支援機器で代表的なものは,移乗機器である。**移乗**(transfer)は,立位を保持できない高齢者や障害者がベッドから車いすやトイレなどに移動し,日常生活を営んでいくために欠かせない行為である。

この移乗を必要とする場面では,だれかに身体を全面的にもち上げてもらわなければならないため,介助される者と介助する者の双方は,つねに転倒の危険性に直面している。さらに,被介助者は落下や圧迫による骨折や筋緊張亢進などの恐怖を感じ,介助者は労働環境基準の許容値(20〜25 kg)を超える介助負荷に起因する腰痛などの健康被害を受ける場合も多い。ここでは,その対策として考えられている**移乗用具**(transfer aids)と**リフト**(lifting aids)について述べる。

〔1〕 **移乗用具**

移乗動作は,**図 2.41**のように,(1)立上り,(2)立位保持,(3)方向転換,(4)着座,の四つの過程から構成される。これらの動作は相互に密接に関連しており,移乗動作時には各過程における安定化と省力化を一連の流れの中で図ることが重要である。そのための介助支援機器が移乗用具である。

例えば,てこの原理を利用して,介助者の体重で被介助者を立ち上がらせる簡易移乗用具が**図 2.42**である。これにより,被介助者を座位から立位,立位から座位へ手軽に移行できる。また,**図 2.43**のように,電動モータを装備し,ハンドスイッチを押すだけで簡易リフトを昇降できる機器もある。

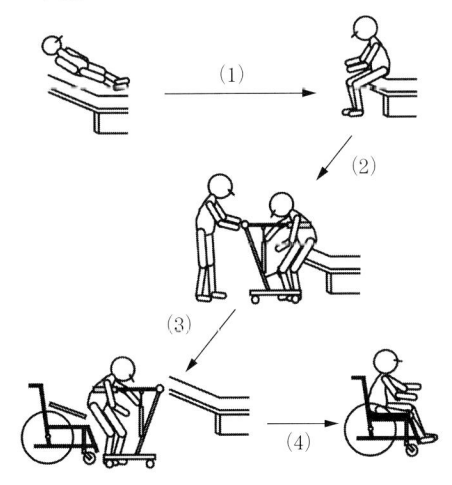

図 2.41 移乗動作の流れ

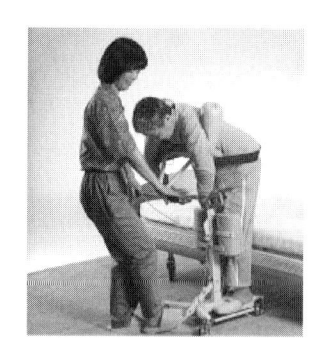

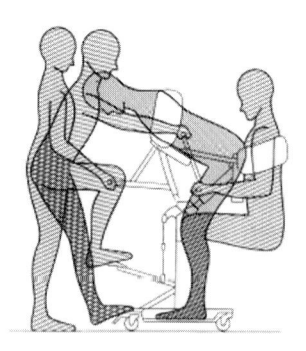

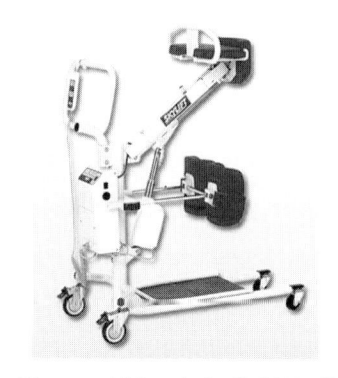

図 2.42　手動タイプの簡易移乗用具 [46)]　　　図 2.43　電動タイプの移乗用具 [47)]

どちらも小回りの利くコンパクトな設計で狭い場所でも使用でき，比較的軽量なので取り扱いも容易である。なお，立上り時の被介助者の膝や胸への圧迫や安全性確保のための仕組みには，**エルゴノミクス**（ergonomics）的な視点から改善の余地がある。最近では，接触時の柔らかさを重視し，水素吸蔵合金アクチュエータを利用した移乗介助支援装置も開発されている[48)]。

〔2〕リフト

福祉機器における**リフト**（lifting aids）には，身体をつり上げて移乗介助する**ホイスト**（hoist）の狭義の意味と，エレベータや段差解消装置などの働きを含めた広義の意味がある。ここでは，つり上げて移乗介助するタイプの機器について述べる。これらは，構造的な特徴によって分類すると，(1) レール走行式，(2) 床走行式，(3) アーム回転式，に分けられる[49)]。

レール走行式リフト（hoist trolleys）は，**図 2.44** に示すように，家屋の天井や組んだ櫓に取り付けられたレールに沿ってリフトの駆動部が移動し，被介助者を運ぶ機構である。レールの固定方法，レール機種（線レール・面レール），本体タイプ（固定・ポータブル）などは，どのような組合せも可能であり，設置環境や利用者の身体能力に応じて適切な組合せを選択する。ただし，このタイプは家屋への設置工事を伴うので，価格が相対的に高くなる。

床走行式リフト（wheeled hoists with sling seats）は，**図 2.45** に示すように，固定式リフトをキャスタ付きの台座に乗せることにより，移動性をもたせたリフトである。床走行式リフトの構造は，大きく分けてアーム・マスト・ベースの三つに分けられる，アームにはスリングシートをひっかける可動式のフックがあり，アームはマストに支えられ上下に可動し懸吊を行う。ベースはこれらを支えるために広がり，移動のためのキャスタ輪が付いている。リフトそのものの移動は，マストにあるハンドルを握って介助者が操作する。

この床走行式リフトは，設置工事が必要ないために比較的安価に移乗や移動の介助を行えるといった利点がある。しかし，キャスタ輪では，(1) 日本の伝統的家屋では移動が困難で

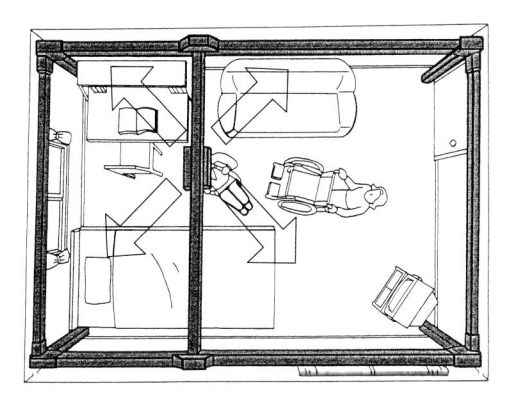

図 2.44　レール走行式リフト　　　　図 2.45　床走行式リフト

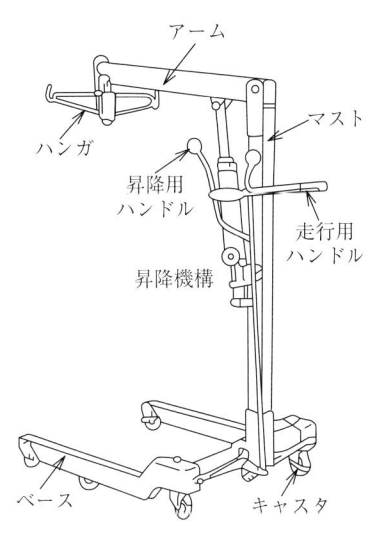

ある，(2) 畳の上での操作性が悪い，(3) 床の段差での危険性，などの問題がある。このため，このタイプのリフトは，一般的な家屋では移乗器として使用し，移動器としては利用しないほうが安全である。なお，外国製の床走行式リフトを日本の住環境に合わせて改良した小型電動式リフト[49]や介助者がリモコンなしで力を添える方法で移乗介助できるパワーアシスト機能付きリフト[50]も開発されている。

アーム回転式リフト（stationary hoists fixed to the wall）は，昇降機能のあるアームが建物あるいはマストなどに固定されているタイプであり，イメージ的にはキャスタ輪を取り去った床走行式リフトである。固定方式には使用場面ごとの方法があり，ベッド固定式・浴室用・トイレ用・玄関用などがある。近年，福祉車両の製品化が進み，家屋以外での利用場面も増えている。

これらのリフトのすべてには，**図 2.46** のような**つり具**（sling，**スリング**）が必須であり，その利用にはリフトとともに正確な知識と技術の習得が重要である[51]。

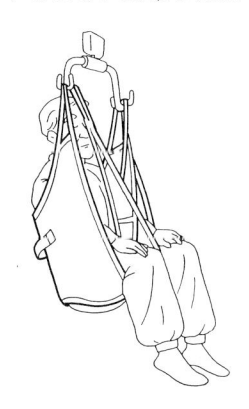

図 2.46　つ　り　具

2.7.3 機能的電気刺激機器

電気刺激は電極を皮膚表面に接触させて，あるいは皮下や筋の近傍に埋め込んで行う。ここではより一般的な表面電極を用いる方法を説明する。電極は電流を送り出す極と引き込む極を適当な間隔に並べて装着する。このように二つの電極を組として刺激を行うと，電流は両電極の直下の限定された領域を流れることとなり，刺激を行う必要のない部位に電流が広がることを避けることができる。電極は柔軟な面状導電体に身体接触性のよいゲルを密着したものが用いられる。電極の装着位置は効果的な筋収縮を得るために大切な要素である。目的とする筋ごとに刺激が行いやすい部位が知られているが，個人差があるので，試行錯誤的に好適な位置を探し出す（図 2.47）。

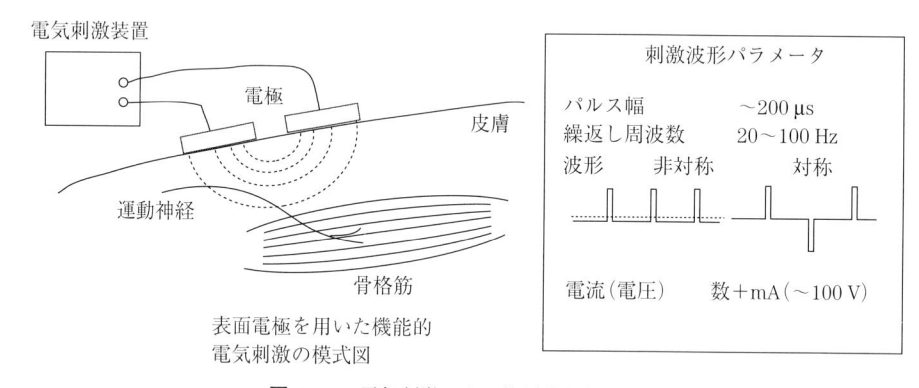

図 2.47 電気刺激による筋活動制御の方法

電気刺激を生成する装置はつぎのような電気的な仕様を満足すればよい[24]。電気刺激はパルス状の電流によって行う。パルスの振幅は最大値が数十 mA で，大きさを任意に変えられる必要がある。二つの電極を皮膚に装着したときの電極間インピーダンスはおおむね 1 kΩ 程度なので，パルスの電圧値は最大で 100 V 程度となる。一つのパルスの時間幅は 200 μs 程度とし，これをバースト状に繰り返す。バースト中のパルスの繰返し周波数は 20 Hz から 100 Hz 程度まで可変とする。筋の収縮力は，繰返し周波数によってはほとんど変化がない。電流の振幅による変化のほうが著しい。

刺激電流の波形は，平均値が 0 となるように直流成分を除去する。パルス状の電流を片方の極性に通電する非対称性波形と，両方の極性に交互に通電する対称性波形が考えられる。非対称性波形のほうが，運動神経の刺激が行われる領域が限定される。複数の筋を刺激する場合には，複数組の電極対を用いて刺激を行う。各組の電極対を駆動する回路は電気的に絶縁されており，異なる電極対間では電流が流れない必要がある。

2.8 運動に付随する機能の代行

2.8.1 平衡機能リハビリ装置

人は，視覚を通じて自分の位置や姿勢を検知し，前庭感覚を通じて重力の方向や自身の回転を感じ，手足からの固有感覚を通じて姿勢のバランスなどの情報を得る。これら三種の異なる感覚情報を統合して平衡感覚を得て，自分の身体が空間的にどのような状態にあるのかを認識する（空間識）。慣れない乗物などで車酔い（動揺病）を起こすのは，空間識が破たんを来した場合であると考えられる[52]。

ところで，高齢化社会を迎え転倒の防止の必要性が高まっている。受傷後に身体機能の回復が困難な高齢者では転ばないことがなにより求められる。高齢者では，起立歩行時に踵に体重をかける姿勢（腰が引けた姿勢）をとることが多い。足裏の触覚は姿勢動揺に対するバランスの維持に不可欠な情報であるが，つま先部位の足指の触覚が鈍い高齢者では，安心してつま先側に荷重をかけることができないものと考えられる。振動子などを利用して積極的に足裏に情報呈示を行い，荷重をつま先側にもかける訓練方法が試みられている[53]（**図 2.48**）。

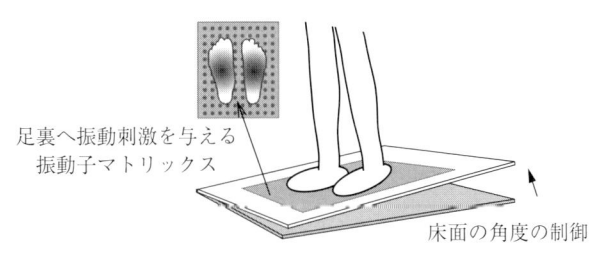

図 2.48 足裏への振動触覚刺激による平衡機能訓練

2.8.2 コミュニケーション支援機器

聴覚などの感覚系になんらかの障害が生じるとコミュニケーションに困難を覚える場合がある。同様に，筋ジストロフィー症や筋萎縮性側策硬化症（ALS）などの重度の肢体不自由者もコミュニケーションに対して問題を抱えることが多い。例えば，気管切開により会話ができなくなり，四肢などの運動機能も低下して筆談が利用できない場合に，本人自らのスムースな意志表示はとても困難となる。

このような状況においては，介助者の問いかけに対するなんらかの動作によって，"はい" "いいえ" に対応させながら意思伝達することが多い。しかし，この問いかけの中に，本人の伝えたい適切な言葉や内容が含まれていないこともしばしばある。このような介助者に依存するコミュニケーション方法には限界があり，それが被介助者と介助者の双方にさまざまなフラストレーションを与えてしまう原因にもなる。それゆえに，十分な意思疎通を得るこ

とを目的として，能動的に意思伝達を可能にしていくコミュニケーション支援システムが必要になってくる。

〔1〕 入力インタフェース

コミュニケーション支援機器（communication aids）の入力インタフェースでは，随意的に動かすことのできる本人の身体部位をリハビリテーション医学の知見に基づき検討し，その部位の信号を利用する。残存機能とそのためのセンサ信号の種類を**図2.49**に示す[54]。

しかし，神経・筋疾患の難病の場合には利用できる生体信号が限られ，比較的最後まで随意運動が残るのはまぶたや眼球であるため，パソコンなどを利用したコミュニケーション支援機器では，まばたきスイッチや視線入力装置が利用される。

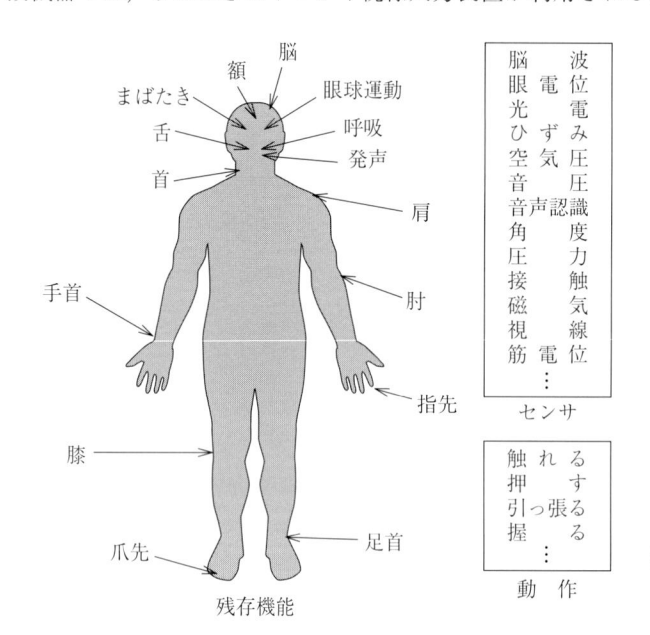

図2.49 残存機能とそのためのセンサ信号の種類

まばたきスイッチ（eye-blink switch）とは，利用者が意識的に長めにまばたきをすることで動作するスイッチである。光ファイバなどから眼球に弱い赤外光をあて，まぶたの開閉に伴う反射光の受光量の増減からスイッチ動作を行う。このスイッチとワープロ機能を結び付けた装置を**図2.50**に示す。この装置は，単純なオン・オフ動作の入力インタフェースで

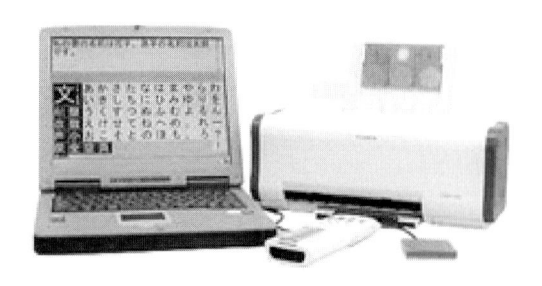

図2.50 走査法を利用したワープロ入力装置[55]

あるため，製作が容易で安価という利点をもっている．しかし，**走査法**（scanning method）による入力を必要とするために，コミュニケーションの効率がよくない．なお，走査法とは，画面上に配列された選択キーや文字を順々に移動するカーソルが目的とする選択キーや文字の位置に達したときにスイッチを操作し，入力を確定する方法である．

その一方で，画面上の注視しているところにカーソルを移動することができれば，走査法に比べて格段に効率的な入力が可能になる．それを意図した入力インタフェースが**視線入力装置**（eye-gaze system）である．選択方法には，一定時間の注視により対象が選択決定される注視選択法と呼気スイッチなどを併用する方法がある．また，視線検出の基本は眼球運動計測であり，**眼球電位図**（electrooculogram, **EOG**）法・角膜反射法・強膜反射法などがある．これらの方式ではセンサを装着する必要性があり，拘束感がある．図**2.51**のように，赤外線CCDカメラを利用して，頭部になにも装着しない方式も考案されている．ここでは，視線移動の状態を移動・停留・注視の3段階に分類し，確実な文字入力を行うために，視線の移動が停留を終えて注視状態に入ったと判断できた段階で注視点付近の文字間隔を拡大表示し，視線を目的とする文字範囲内に留まりやすくする工夫をしている．これによって，文字の誤入力を減少させることができる[56]．

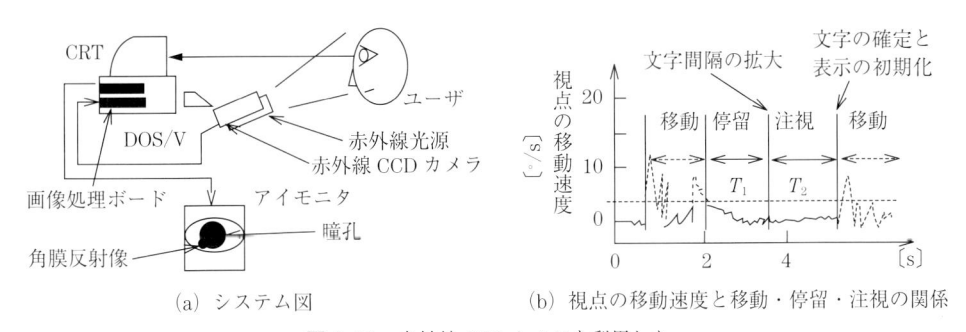

図 **2.51** 赤外線 CCD カメラを利用した非接触式視線入力装置

(a) システム図　　(b) 視点の移動速度と移動・停留・注視の関係

なお，脊髄損傷のような疾患の場合には，さまざまな分野での応用と製品化が進んでいる音声認識ソフトウェアを利用して，パソコンなどを介した多様なコミュニケーションが可能である．

〔2〕 出 力 装 置

意思伝達装置の出力インタフェースは，入力インタフェースにより作成したメッセージをコミュニケーションの相手に伝える装置であり，パソコンの多様な出力装置が利用できる．一般的なものは，パソコンのモニタであり，そこでは視覚的な文字情報として表示される．

また，メッセージの文字列を自動的に音声に変換するものに音声合成装置がある．音声合成の方式には，ヒトの音声を文や文節の単位で蓄積して，適宜再生する録音編集方式と，音

素や音節などの単位をコンピュータにより結合し，アクセントやイントネーションの調整などを行う規則合成方式がある。特に，文字列から音声をコンピュータにより生成する技術をテキスト音声合成と呼ぶが，自然性のある十分な音質のレベルには至っていない。しかし，気管切開などにより発声の難しい人たちの代替コミュニケーション装置としては重要であり，視覚に障害のある人たちがパソコンから情報を得るスクリーンリーダ[58]（画面読上げソフト）にとっても欠かせない技術となっている。

なお，人工音声を使って相手に意志を伝える専用装置は **VOCA**（voice output communication aids）と呼ばれ，図 2.52 のように，キーボードと音声合成器が一体化し，もち運びが可能で，ワイヤレス PDA のような通信機能が付加された装置が製品化されている[58]。

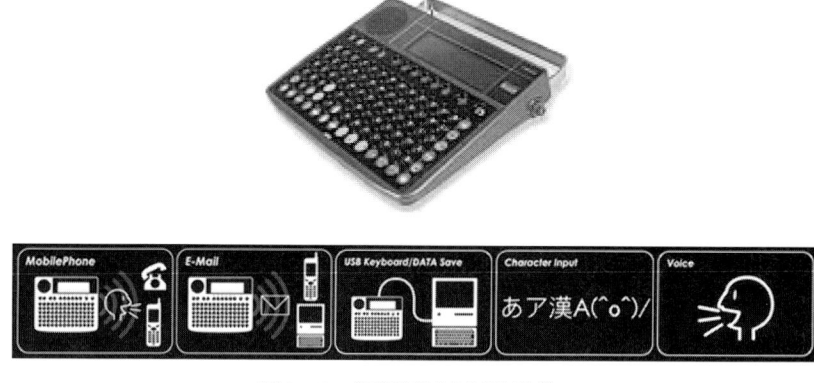

図 2.52　携帯型意志伝達装置[58]

2.9　ロボット技術の応用

ロボット工学における実用的な技術は，1970 年代からの産業用ロボットのニーズ拡大とともに発展してきた。しかし，製造業分野で活躍するロボットも，医療福祉分野ではごく一部に過ぎない。この理由には，人間を対象とするという観点から，危険を伴う誤動作が絶対に許されないこと（高信頼性），人間の複雑な身体構造に適合すること（物理的な親和性），ユーザの抱く感情的側面に考慮しなければならないこと（心理的な親和性）など，一筋縄ではいかない開発条件の厳しさが挙げられる。

このようにハードルが高い状況ではあるが，ロボット技術を応用した医療福祉機器の研究開発は着実に進んでいる。ここでは，運動療法分野から下肢可動域訓練ロボット，移動支援分野から階段昇降の可能な高機能電動車いす，そして生活支援分野から食事支援ロボットを取り上げる。

〔1〕 下肢可動域訓練ロボット

関節可動域障害は，リハビリテーション医学領域において頻繁に見られる機能障害の一つである。これは，単に骨や関節の疾患に直接的に起因するだけではなく，神経疾患や全身状態の低下による長期臥床などの結果，**廃用症候群**（disuse syndrome）として現れることが多い。いったん**関節可動域**（range of motion, **ROM**）に障害が生じると**日常生活動作**（activity of daily living, **ADL**）を阻害する**能力障害**（disability），そして**社会的不利**（handicap）にもつながることが多いため，適切なリハビリテーションプログラムを早期から開始する必要がある[59]。

このような関節可動域訓練は，通常，理学療法士や作業療法士が徒手で行う。この一部をロボットに代行させて効果的に実施することができれば，高齢社会で増え続ける脳血管疾患や人工関節置換などによる関節可動域訓練対象者の早期リハビリに適切に対処することが可能になる。

図2.53に，このような目的で開発された**下肢可動域訓練ロボット**（therapeutic exercise machine, **TEM**）を示す[61]。これは，ロボット工学における機械インピーダンス制御技術を応用し，徒手による他動運動の手技のように柔らかな関節可動域訓練が可能な装置である。この柔らかい運動制御は，神経麻痺による痙縮や痛みによる屈曲反射に対応できるだけでなく，ときには剛性を高め，ストレッチの最終領域での関節の抵抗に適応した拘縮改善にも対処できる。また，動作中にロボットアームに触れると自動停止する挟み込み防止装置や患者の不随意的な動きに対して生じる負荷を減少させる過負荷防止装置などの安全対策が施されている。

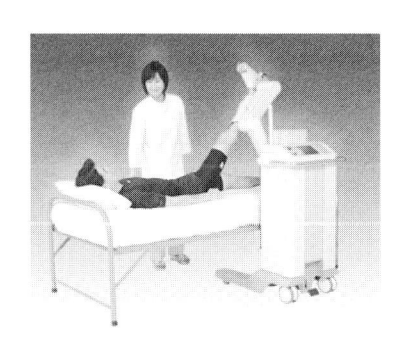

図2.53 下肢可動域訓練ロボット[60]

〔2〕 電子バランス制御機能付き電動車いす

移動支援機器の代表的なものに**車いす**（wheelchair）があり，**手動車いす**（manual wheelchair）と**電動車いす**（electric powered wheelchair）に分類される。手動車いすは，軽量で折りたたみができ，運搬が容易である。電動車いすは，下肢だけでなく上肢も不自由な人にとっての移動を確保する有用な機器である。しかし，電動車いすは利用者も含めると重

量が100 kgを超え，手動車いすとは異なり，段差の乗越えや階段での介助はたいへんである。

しかし，ロボティクス技術によって，このような電動車いすの概念を覆したものが，**図2.54**に示す電子バランス制御機能付き電動車いす[62]である。これは，ヒトの平衡器官のような働きをするジャイロセンサを利用した2輪バランス制御機能付き電動車いすである。この電子バランスシステムは，利用者を含めた重心位置を時々刻々と推定し，リアルタイムで車輪の位置とシートの方向を自動調整しながら，多様な状況での姿勢の安定性を確保できる。

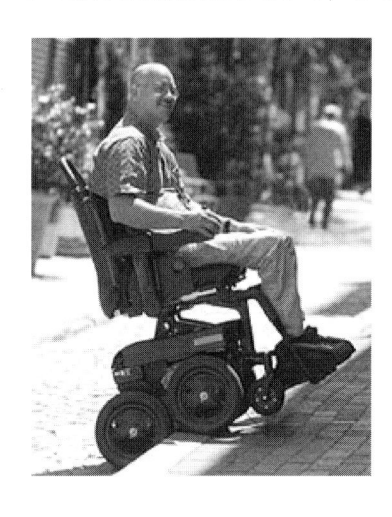

図2.54 電子バランス制御機能付き電動車いす[62]

そのため，従来の電動車いすでは不可能であった(1)階段・段差昇降，(2)2輪バランス起立，(3)不整地走行，(4)リモート走行，などを自由自在に行える[63]。また，コンピュータを3台内蔵し，転倒の危険性を多重に回避する仕組みを備えている。操作に利用する**ジョイスティック**（joystick）は一般の電動車いすと同等の使用感のものである。なお，実際の使用時には操作トレーニングを受け，利用者の特性に合わせた機能のカスタマイズを行う。

〔3〕 **食事支援ロボット**

食事は人間が生きていくうえで欠くことのできない生活の基本動作である。しかし，脊髄損傷・筋ジストロフィー・慢性関節リウマチなどの疾病により手や肘などに障害があるため，自分で食事のできない人たちがいる。そのような人たちが自分の意志で自分の食べたいように食事をできるようにするものが，**食事支援ロボット**（robotic aid to eating）である。

図2.55に，このような目的で，現場での評価を受けながら日本で製品化された食事支援ロボットを示す[64]。これは，使用者のジョイスティック操作に従って，ロボットアームが専用食事トレイから食物を使用者の口元に運ぶ仕組みである。このロボットは家庭内での使用を考慮したコンパクトな設計であり，食卓にB4サイズの広さがあれば利用可能である。また，ハンドに装着した一対のスプーン（下側）とフォーク（上側）は，料理を取り分ける

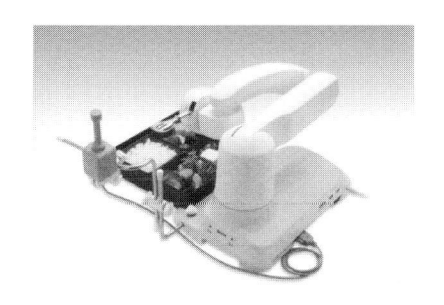

図 2.55 食事支援ロボット

トングを基本デザインとしているために，食物を確実につかみ，搬送中にこぼれにくい仕様になっている．

操作モードには，利用者の状況に応じて手動モードおよび半自動・自動モードがある．どのモードでも口元の位置を設定するだけで，食物を自動検知してつかみ，利用者の口元まで運んで止まる．スプーンをもつハンドには感圧センサが組み込まれており，スプーンに口をつけるとフォークがスライドして引っ込み，食物だけがスプーンに残るような仕組みになっている．安全のために食物をスプーンと一緒に押し込む動作は行わない．動作中におけるヒトとの不慮の接触に対する緊急停止や電気製品や食器としての安全性などにも配慮した機構になっている[65]．

以上，ロボット技術を応用した**アシスティブテクノロジー**（assistive technology）を，リハビリテーション（運動療法支援）から日常生活（移動支援），そして自立生活（食事支援）に至る三つの分野で見た．これらの支援技術は，私たちの生活の中で心身とともに広く深くにかかわる性質をもっている．そのため，工学からの技術論的なアプローチだけの取組みでは十分ではない．ユーザ（当事者）からの評価を必要とするのはもちろんのこと，医学・心理学・社会学・経済学・法学などの横断的な立場からの意見を取り入れたシステムとして開発していくことが肝要である．それを怠るなら，真に社会に普及する実用的な製品には至らならないであろう．このまだきわめて新しい福祉ロボット技術への期待は大きく，少子高齢社会の到来を見据えて，その実用化に向けた技術開発の着実な進歩が望まれる．

③ 人 工 臓 器

3.1 人工臓器の概観

3.1.1 人工臓器の現状と将来

20世紀前半の抗生物質の発見によって、それまで死因の上位を占めていた細菌感染症は下位に転落し、先進国での平均寿命は大幅に伸びた。その結果、疾患や加齢によって起こる各種臓器機能の低下や廃絶が、生命予後を大きく左右する問題として、感染症に代わって20世紀後半にクローズアップされるようになった。

このような社会的背景によって、人工臓器の開発に莫大な予算がつぎ込まれ、脳と胃を除くほとんどすべての臓器の開発が行われた（**表3.1**）。同時期に大きく進歩した材料工学の恩恵もあって、すでに人工関節、人工弁、ペースメーカ、人工血管、眼内レンズなどエネルギー消費が少なく、比較的単純な機能を果たす人工臓器はそのほとんどが実用化された。

表3.1 人工臓器の現状

	完全埋込型として臨床応用されているもの	体外型として臨床応用されているもの	研究開発中のもの
呼吸器系人工臓器	—	人工呼吸器 呼吸補助装置	埋込型人工肺
循環器系人工臓器	ペースメーカ 人工弁 人工血管	人工心肺・体外循環装置 補助人工心臓	埋込型完全人工心臓
代謝・消化器系 人工臓器	—	人工肝臓 人工透析 人工膵臓	埋込型人工膵臓 埋込型人工腎臓 埋込型人工肝臓
運動器系人工臓器	人工関節 人工骨	義肢	人工筋肉
感覚器系人工臓器	人工皮膚 人工内耳	補聴器 眼鏡	人工眼

また心臓移植までのつなぎとしての人工心臓や、手術中の人工心肺装置など、エネルギー消費の大きい臓器の代替もある程度可能になった。一方で膵臓のような内分泌器官や肝臓のように多くの機能を果たす臓器の開発は難航していたが、組織工学や遺伝子工学の発展によ

って生体細胞を利用したハイブリッド型人工臓器が開発され実用化一歩手前の状態にある。

人工臓器に課せられた役割は，機能が低下した，あるいは廃絶した臓器の代替を行い，生命と生活を維持することにあるわけであるが，現在同じ目的に対して臓器移植と臓器再生というアプローチもなされている。一括して臓器置換と称するが，これらは相補的な関係にあって，いまのところ単独で完全に目的を果たせるようになったものはほとんどない（**表3.2**）。

表3.2 臓器置換療法の現実

	メリット	デメリット
人工臓器	十分な数を用意できる いつでも使用可能	劣化・故障することがある 生体反応を制御する必要がある
臓器移植	技術的に確立されているものが多い	免疫反応を制御しなければならない 必要なときに移植できるとは限らない
再生医療	生体反応が少ない	倫理的問題をクリアしなければならない さらなる技術開発が必要である

臓器移植には，血液および血液成分や角膜・腎臓などの一部を除き，ドナー（臓器提供者）が極端に不足している。特に生体移植を必要とする心臓や肺については臓器移植法成立（1997年）以後7年間で30件未満しか移植し得なかった。このため移植が必要と判断されてから移植が行われるまでの待機期間が極端に長くなっており，待機中に死亡する患者が非常に多い。また，移植臓器によって新たな感染症を引き起こす可能性があり，C型肝炎やエイズなどの血液製剤による感染は社会問題となった。

臓器再生は自己細胞により臓器を再構築することで拒絶反応や感染症の問題から解放されるものと期待されている。しかし，血管系と一体になった組織再生が困難なことから，大量の血液供給が必要な臓器（心臓・肝臓・腎臓など）の再生はいまだ難しい。またヒトクローンの問題だけでなく，ヒトの胚細胞を用いるには倫理的に解決されなければならない問題が残っている。

一方，人工臓器には，いつでも使用可能であり待機時間が短いので，緊急時に有用であるとともに，倫理的な問題が少ないというメリットがある。今後とも，人工臓器，臓器移植，再生医学は，それぞれの特徴を生かした三位一体となった開発と相補的な医療への適用が続くと予想される。

3.1.2 メディカルケアにおける人工臓器

人工臓器の使用に際してはさまざまな問題が付随する。現在明らかな人工臓器のトラブルや注意すべき事項としてつぎのようなものが考えられる。

① 生体防御反応が多かれ少なかれすべての人工臓器で起こる。特に血液と直接接する人工心臓では血栓形成がしばしば致命的となる。ただし，この問題は生体と人工物の接触面で起こるので，人工臓器の表面加工技術の進歩によって軽減されつつある。

② 感染は人工臓器全般にとって致命的な問題となり得る。特に生体の最大の防御幕である皮膚を貫くラインがある場合，これを伝って細菌感染が頻発する。体内に完全に埋め込んだ場合にも菌血症などをきっかけに感染が成立する場合がある。

③ 人工臓器は生体調節系への外乱要因として作用する場合がある。代謝・内分泌系人工臓器（人工腎臓・人工肝臓・人工膵臓など）だけではなく，全身の循環系に影響する人工腎臓・人工心臓などは多彩な変化を引き起こす。

④ 生体内は人工臓器を形成する物質材料にとってきわめて過酷な環境にあり，耐久性の高い材料がつねに求められている。特に機械的可動性を有する人工臓器（人工関節・人工弁・人工心臓など）は可動部分の破損の可能性をつねに考慮する必要がある。

⑤ 補助循環装置や人工心肺における回路内への気泡の混入や陰圧吸引による気泡の発生は，空気塞栓を引き起こす可能性がある。また，人工呼吸器の回路接続ミスによる麻酔事故，人工透析液への異物混入などの事故も多い。さらに血液への基材などの溶解は特に人工透析などの分野で過去に問題となった。

⑥ 金属物質を利用した人工臓器ではMRIの使用に注意を要する。ICを利用したペースメーカではMRIは許可されない。ペースメーカ埋込み患者にとって携帯電話・盗難防止装置・電子レンジなど対応を誤ると危険なものがある。

⑦ 人工呼吸器などではバッテリと電源ケーブルの断線について十分な注意が必要である。体内バッテリで駆動するペースメーカでは定期的なバッテリチェックが必須である。また，ME機器全般について漏電事故には十分に注意する必要がある。

⑧ 機械弁・人工心臓での溶血・溶血性貧血やシリコンによる発癌などの問題も存在する。また，小児に使用した人工臓器（人工血管など）では成長による問題が出現する。

さらにあらゆる人工臓器の使用にあたって患者の感情に特に配慮することが必要である。精神的ケアという観点から考えたとき，人工臓器の使用期間の長短と生命予後についての見通しが非常に重要である。これらが患者の重大な関心事項であるからである。

人工透析や人工ペースメーカのように長期にわたって（しばしば一生）使用しつづけねばならない人工臓器では継続的な観察と治療を要し，精神的にも経済的にも患者の負担は大きい。特に人工臓器使用後の見通しも含めた十分なインフォームドコンセントを得ておく必要

がある．さらに透析患者のように年間の死亡者数の多い（1.8万人/年）人工臓器では患者の不安も強く，医学的なケアとともに精神的にも十分なサポートが必要となる．

患者の不安感を払拭することができなかった場合，不安神経症やうつ病の症状を呈したり，医療不信に陥って定期的な受診を行わなかったり，治療の継続に難渋する場合があるので注意が必要である．医療者の些細な発言が患者の不安感をあおる場合がしばしばあるので，医療者すべてが発言内容に十分に注意する必要がある．特に複数の医療者が異なる説明を行った場合，患者は非常に混乱するので，説明内容は必ずカルテに記載し，後に齟齬を来さないように心がけることが必要である．また，家族も不安を感じていることが普通であるので，つねに患者一人に話すのではなく，可能な限り家族などの支援者にも同時に説明することを心がけるべきである．

3.2 呼吸器系人工臓器

3.2.1 人工呼吸器・呼吸補助装置

中学校の保健体育で，溺れた人などに行う"マウス・ツー・マウス"の人工呼吸のやり方を習ったことを覚えているであろうか．理屈は単純，口をつけて，息を吹き込む．それだけのことだが，実は，慣れていない場合でも普通の人が人工呼吸をするときには，溺れた人の様子を見て，いろいろ判断しながら息を吹き込んでいるのである．溺れた人に反応が戻れば息を吹き込むのを手控えたりするし，息を吹き返せば，呼吸するに任せることになる．これらの機能をすべて保持しているのが，最新の人工呼吸器ということになる．

人工呼吸器では，口や鼻から患者さんの肺に空気を入れて，排気は肺から出てくるのに任せる．酸素に富んだ空気さえ，患者さんの肺に吹き込んでやれば胸郭筋，肺の弾力などによって，排気は自然に行われるのである．人工呼吸器には"呼気弁"があり，吸気と呼気で弁が開いたり閉じたりして患者さんの排気を外へ逃がす構造である．したがって，患者さんの呼気というのは，人工呼吸器にとって機械的には弁の開放ということになる．成人は通常，1分間に15〜20回前後呼吸しているので，回数はそれに併せて設定する．人工呼吸器で行う機械的人工呼吸は"換気"と呼称され，換気の1分間当りの回数を，"換気回数"と呼ぶ．息を吹き込む時期は，患者さんにとっては空気が入ってくることになるので，吸気相と呼ばれる．息を吐き出す時相が呼気相である．1周期は呼気相と吸気相に分かれ，吸気相の時間は吸気時間，呼気相の時間は呼気時間である．通常では，人工呼吸器には吸気と呼気の割合を1:2になるように設定する．吸気時間が1秒，呼気時間が2秒なら，その比は1:2であり，1回の呼吸に3秒かかることになる計算である

人間の肺活量は，人によって差はあるが，けたが違うわけではないので，マウス・ツー・

マウスなら自分が吐ける分の息を吹き込めばほぼ事足りる場合が多い。大まかにいって，設定には2種類の方法論があり，一つは，換気する空気の量を決定する"従量式"であり，例えば，1回に何 ml などというように量を決めて換気する。もう一つは，換気するときにかかる圧力を決定する"従圧式"であり，気道内圧が何 cm H_2O まで，というように圧力の限界を決め，圧力がかかり過ぎて回路が破壊したり呼吸器を痛めることを防ぐ。1回に吹き込む量を"1回換気量"といい，Vt（tidal volume）と略する場合が多い。1回換気量の目安は，体重1 kg 当り 10 ml 前後であるので，60 kg の人だと 600 ml 前後の計算になる。

さらに重要なのは，患者さんに送る肝心の気体である。すなわち，酸素がちゃんと含まれていない空気をいくら送っても呼吸の用をなさない。人工呼吸器には必ず酸素ブレンダがついていて，圧縮空気と圧縮酸素を混ぜて濃度を調整するようになっている。

これらを組み合わせ，患者さんの状態をセンサで感知しながらさまざまなモードで呼吸補助を行うのが現在の人工呼吸器である。

3.2.2 人　工　肺

人工呼吸器で追いつかない重症の呼吸不全は最終的には人工心肺の呼吸補助の適応となるが，現在用いられている人工肺は，心臓の手術で用いる体外循環のためのものであり，短い時間しか応用できない。この限界を打破するために，現在，長期使用のための人工肺の研究が進められているが，まだ一般病院に提供される段階ではない。

基本的には，人工肺は心臓手術のために開発されたものを端緒とする。すなわち，心臓の手術中は，心臓の中の血液を除かなければなにも見えないし，動いたままでは縫いにくいので，体外循環に載せるのが通常である。

体外循環では，例えば，上大静脈および下大静脈内に静脈カニューレを挿入し，これを通して静脈血を体外に脱血し，いったん静脈リザーバに貯血する。これによって，体から心臓に返ってくる血液はすべて体外循環回路に流れ込むことになる。リザーバの血液は，血液ポンプで熱交換器・人工肺（一体型が多い）に送り，体温調整，ガス交換を行う。ここで，人間の肺と同じように，血液に酸素が付加されるわけである。酸素化された血液は動脈フィルタを通り，動脈カニューレを介して大動脈内に送血されることになる。また，例えば手術中に出血した血液は，吸引ポンプで回収されるし，また心室の過伸展防止のために挿入されたベント用チューブから吸引された血液なども無駄なく回収されて加えられる。

人工肺は，心臓外科の手術に用いるものとして，手術中の人工心＝体外循環血液ポンプとともに発展してきた歴史がある。現在応用されているのは，気泡型人工肺，膜型人工肺，フィルム型人工肺などである。

最近では，救急の現場で応用できる簡易型の人工心肺，**経皮的心肺補助システム**

(percutaneous cardiopulmonary support system, **PCPS**) が応用されるようになり, 救命に威力を発揮している。大腿動脈と静脈に針を刺すだけで簡単に用いることができるので, 市場としても増大しているところである。

救急に携わる医療従事者であれば, PCPSの基本知識くらいは今後知っておく必要があろう。

3.3 循環器系人工臓器

循環器系人工臓器は, 主に血液を体に循環させるための循環器あるいは心臓血管系の働きを代行するための人工臓器である。循環器系人工臓器は大きく分けて, 不整脈の治療に用いる心臓ペースメーカ, 血液の流れを保ったり, 流れを遮断したりする人工血管・人工弁, 主に心臓手術中の血液循環とガス交換を保つための人工心肺, および比較的長期にわたって心臓のポンプ機能を代行するための人工心臓がある。

3.3.1 心臓ペースメーカ
〔1〕 使 用 目 的

心臓のリズミカルな収縮は右心房の洞結節から発した電気刺激が心筋まで伝わることで保たれる。心臓内のこの特殊な電気的経路を**刺激伝導系**(excitation conducting system) という。刺激伝導系の異常は房室ブロック, 徐脈性不整脈, 頻脈性不整脈などの疾患をもたらす。**心臓ペースメーカ**(pacemaker, 以下では単に**ペースメーカ**と略す) は, 心臓に人工的な電気刺激を与えることによってこれらの治療を行うシステムである。能動的機能を有した人工物を体内に長期に埋め込んで使用する人工臓器として, 他の人工臓器と比較し, ペースメーカは最も早く実用化され世界中で数多く使用されている[4]。

ペースメーカを用いた治療には, **体外式一時的ペーシング法**(temporary pacing) と**永久的ペーシング法**(permanent pacing) の2種類がある。

体外式一時的ペーシング法は, 開心術後や心筋梗塞などによって一過性に生じた房室ブロックや洞房ブロックを消失させるために行うものであり, 体外にある本体から伸びるカテーテル電極を上肢あるいは下肢の末梢血管から心臓内まで挿入してペーシングを行い, 治療終了後は電極を抜き去るものである。

一方, 洞不全症候群や房室ブロックによって刺激伝導の異常が続く患者は, 心拍出量が減少し日常的動作も困難となる。これを治療するためには体内にペースメーカ植込永久的ペーシング法を施すことになる。

〔2〕 植込型ペースメーカの種類と機能

図3.1のように，植込型ペースメーカは，電気刺激を発生する本体であるジェネレータとそれを心腔内に伝える電極であるリードから構成されている。ジェネレータは左または右の鎖骨下の皮下に埋め込む。リードは鎖骨下静脈から挿入し心室または心房内にリードの先端が達するように留置する。

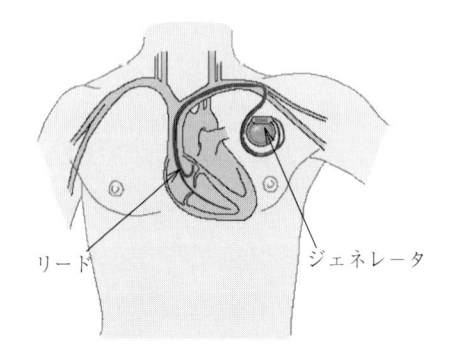

この型の場合，刺激すべき部位が心室と心房の両方(双極)，感知部位が心室と心房の両方，反応様式が心房同期・心室抑制であることを意味する。

図3.1 植込型ペースメーカ
（DDDの例）

ペースメーカの種類は，例えばVVI，AAI，あるいはDDDのような複数の文字列で表すことになっている。初めの文字は刺激すべき部位が**心室**（ventricle，**V**）か，**心房**（atrium，**A**）か，あるいは**両方**（dual，**D**）であるかを表す。Dが付くものはリードが2本（双極）であり，付かないものは1本（単極）である。2番目の文字は心臓の電気的興奮を感知する部位が心室（V）か，心房（A）か，両方（D）か，あるいはその機能がないか（O）であるかを表す。3番目の文字は反応様式を表すものであり，**同期**（triggered，**T**），**抑制**（inhibited，**I**），**心房同期・心室抑制**（dual，**D**），**機能なし**（**O**）を表す。病態の違いによって反応様式を適切に選定する必要がある。

最近では，**レート応答**（rate-response）**機能**を有するペースメーカも市販されている。レート応答機能とは，体動などを感知すると自動的にその動きの度合いに応じて適切なペーシングレートに変わっていく機能である。

〔3〕 植込型ペースメーカの電池の寿命

現在のペースメーカの寿命は6年程度であるため，通常，最初の手術後6年目以降に電池交換の手術を行う必要がある。実際には，定期的なペースメーカの機能チェックが行われ，ペーシングレートや電池電圧の低下に基づいて交換時期が推定できる。

〔4〕 ペースメーカ植込み後の注意事項

ペースメーカを植え込んだ患者にとって日常生活における特別な制限はない。ただし，超短波治療器，低周波治療器，磁気共鳴装置（MRI），電気メスなど，体内に高エネルギーが直接達するものは使用できない。電気信号や電磁波による干渉を受けた場合，それを自己心拍と間違い電気刺激を出さなくなってしまうことがあるからである。また，国内で販売して

いる一般的な携帯電話については，ペースメーカから 22 cm 以上離して使用するというガイドライン[5]がある。PHS は携帯電話に比べて発生する電磁エネルギーが微弱であるため，影響は少ないと報告されている。

3.3.2 人工血管・人工弁
〔1〕 人 工 血 管

人工血管（artificial blood vessel）は，動脈瘤などの血管の異常拡張や閉塞性動脈硬化症などによる血管の狭窄・閉塞の治療に用いる。動脈瘤の場合には，その部分を切除して人工血管で置き換え，動脈閉塞の場合には，その部分を人工血管でバイパスし末梢への血液循環を再建する。現在の人工血管は，**図 3.2** のような大動脈などの太い血管を対象とする場合において臨床応用が進んでいるが，直径 5 mm 以下の細い動脈あるいは血流速の遅い静脈に対する実用化は遅れている。その理由は，後者の場合には人工血管の内側に血栓が蓄積しやすく，すぐに閉塞するからである[5]。

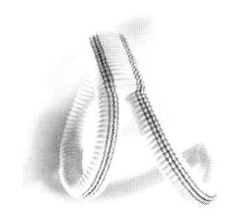

図 3.2 腹部大動脈用の人工血管の例
（日本ライフライン株式会社）

人工血管の材料と構造はこの血栓形成による閉塞の防止を考慮してつくられている。人工血管は，ダクロンやテフロンの繊維を管状に編んだり織り込んだものと，テフロンの管を伸展して無数の亀裂を生じさせてつくった微細な穴を多数有するものの 2 種類に大別できる。どちらの場合も，繊維の隙間や微細な穴の存在により，血栓形成を防止するのとは逆に，かえってこの部分に血栓が付きやすい。しかし，人工血管の内側の隙間や穴に付いた血栓は，その後フィブリンが主体のものに置き換わっていき，さらに繊維芽細胞や平滑筋細胞が現れ，偽内膜が形成されていくとともに，人工血管との吻合部では生体の血管から内皮細胞が成長し偽内膜を被うようになる。これらの作用により，それ以上の血栓の蓄積が防止される。

〔2〕 人 工 弁

心臓には四つの弁（左心房と左心室の間の僧帽弁，左心室と大動脈の間の大動脈弁，右心房と右心室の間の三尖弁，右心房と肺動脈の間の肺動脈弁）がある。心臓弁は心房から心室へまたは心室から動脈へ血液を一方向にだけ流す（逆流を防止する）働きをする。病変によりまたは先天的に心臓弁に狭窄や閉鎖不全のような異常がある場合に，これが**人工弁**（artificial valve）で置換される。

現在臨床で用いられている人工弁は機械弁と生体弁に大別される（**図3.3**）。機械弁は完全に人工物でつくられた弁であり，ボール弁，ディスク弁，傾斜型ディスク弁，二葉弁などの種類がある。このほか，人工心臓用に開発された外観がクラゲに似ているジェリーフィッシュ弁もある。生体弁はブタの大動脈弁やウシの心膜を加工してつくられるものと，ヒトの死体から採取した弁を凍結保存して使用するものがある。

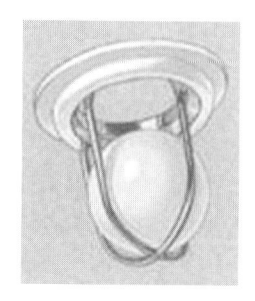

(a) ボール弁（機械弁）

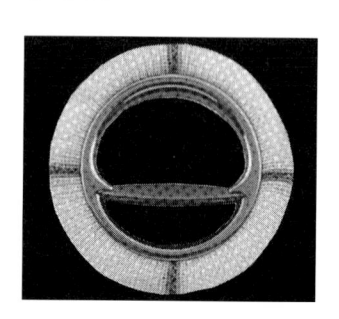

(b) 傾斜型ディスク弁（機械弁）
（(株)グッドマン）

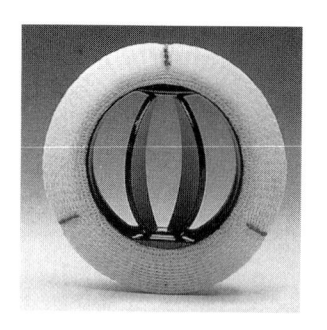

(c) 二葉弁（機械弁）（エドワーズライフサイエンス(株)）

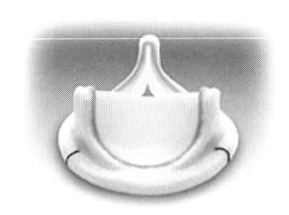

(d) 生体弁（エドワーズライフサイエンス(株)）

図3.3 人工弁

機械弁と生体弁のどちらを使用すべきかについては，人工弁がもつべき性質に関係し，それぞれの長所と短所を考慮する必要がある[6]。すなわち，人工弁がもつべき性質は，容易に開閉し，開放時の流れが中心流に近く，流路抵抗や逆流が少なく，耐久性に優れ（20年程度），抗血栓性があることである。現在の機械弁では，抗血栓性を除くこれらの性質を満たす二葉弁が主流となりつつあり，生体弁に比べて流路抵抗が少なく，耐久性に優れている。しかしその半面，抗血栓性が低いため，置換手術後の患者は生涯にわたり抗凝固療法を受けなければならない。これに対して，生体弁は抗血栓性が高いため，通常術後2, 3箇月で抗凝固療法を終了でき，高齢者，妊娠希望女性，出血性の潰瘍や血液凝固傾向を有する患者にも用いることができる。しかし，生体弁は流路抵抗が大きく耐久性が低いばかりでなく，カルシウム代謝の高い慢性腎不全患者や小児では石灰沈着を起こす欠点をもつので注意が必要である。

3.3.3 人工心肺・体外循環装置

人工心肺（cardiopulmonary bypass）は体外循環装置の一つであり，心臓手術を，心臓を停止し無血化して行う必要があるときに用いられ，この装置で患者の心臓に代わって血液を循環させ，血液中の二酸化炭素を除去し，酸素を付加することを目的としている[6]。血液のガス交換（呼吸）機能だけを行う部分を人工肺と呼び，人工肺と血液ポンプ部分を合わせたシステムを人工心肺（図3.4）と呼ぶ。人工肺についてはすでに3.2.2項で述べた。人工心肺装置に付随する最大の問題点は血栓形成である。このため最近のシステムでは，人工心肺装置の血液と接する部分の多くを抗凝固剤のヘパリンでコーティングして抗血栓性を高めているものがある。

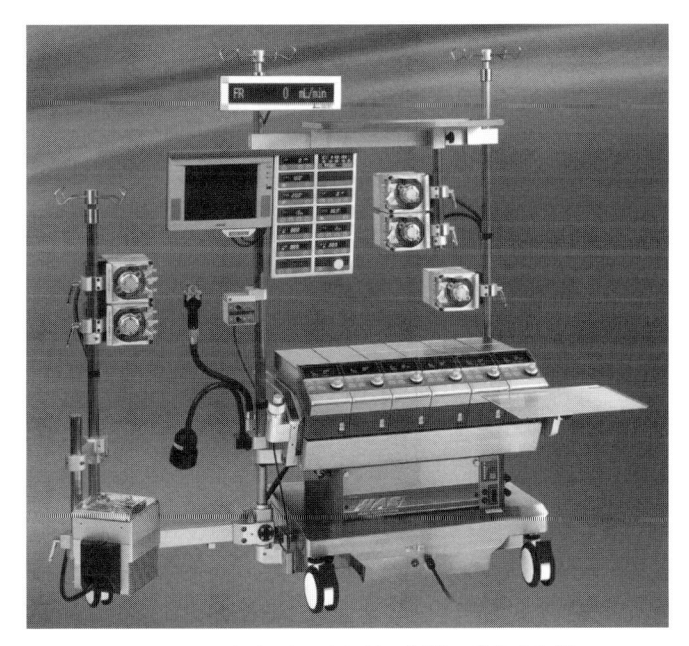

図3.4 人工心肺装置の例（泉工医科工業株式会社）

3.3.4 人 工 心 臓

〔1〕 使 用 目 的

人工心肺は長くて数時間の短期間の血液循環を維持するシステムであるが，**人工心臓**（artificial heart）は数週間から可能であれば数年の長期にわたって心臓のポンプ機能を代行することを目的とするものである[6],[8]～[10]。人工心臓は，心筋梗塞などでダメージを受けた自分の心臓（自己心）は切除せずにそのポンプ機能を補助する図3.5のような**補助人工心臓**（ventricular assist device）と，拡張型心筋症などのように回復の見込みのない心臓を完全に切除して人工心臓に置きかえる図3.6のような**完全人工心臓**（total artificial heart，**完全置換型人工心臓**あるいは**全人工心臓**とも呼ぶ）に大別される。

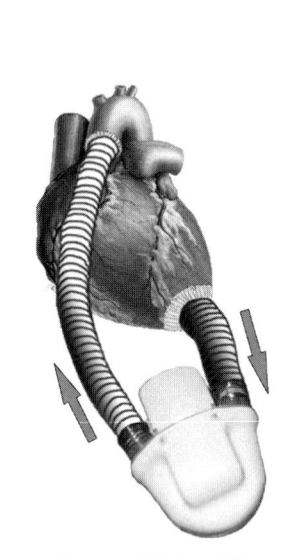

150 　3. 人　工　臓　器

図3.5　補助人工心臓

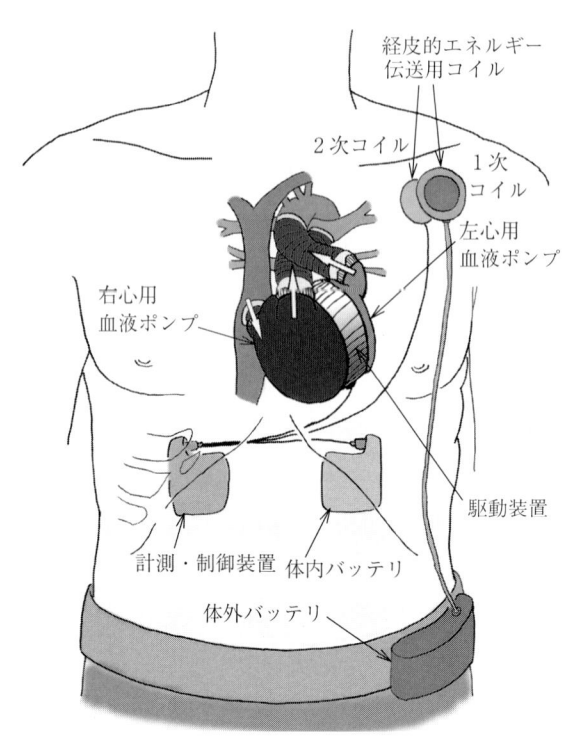

図3.6　体内埋込型完全人工心臓の装着模式図

体内には，人工心臓本体(左右心用血液ポンプと駆動装置)，計測・制御装置，体内バッテリ，および2次コイルを装着する。体外には，1次コイルと体外バッテリのほか，監視装置を装着する場合もある

重症の心臓疾患の根本的治療法として，人工心臓以外に心臓移植がある。わが国でも1997年に臓器移植法ができ，脳死体からの臓器移植についての法的な整備が進んだが，いまのところ心臓移植の実施数は多くない。欧米でも臓器提供者数の慢性的な不足に悩んでいる。心臓移植の根本的な問題は，移植対象患者と免疫適合性のある臓器提供者が偶然現れない限り実施できないところにある。これに対して人工心臓は，技術的問題が解決し安価であれば，どんな患者でもいつでも利用可能である。また，特に補助人工心臓は，臓器提供者が出現するまでのつなぎ（橋渡し）として心臓移植を希望する患者に現在すでに多く使用されている。

〔2〕構　　造

人工心臓は，図3.6に示したように，血液ポンプ，駆動装置，エネルギー源（バッテリなど），計測・制御装置などからなる。

（a）**血液ポンプと駆動装置**　人工心臓の中心的構成要素は血液ポンプである。人間の心臓（自然心臓）は，普通の大人で安静時に毎分5リットル，運動時に毎分10リットル程度の血液を体に循環させる。この程度の流量を流すだけであれば，家庭用の風呂水汲み上げ用小型ポンプでも十分対応できる。しかし，人工心臓用の血液ポンプには非常に厳しい条件が課せられている。すなわち，血栓形成・カルシウム沈着・血球破壊（溶血）が生じないようにするという血液適合性があることである。また，心臓が1日に約10万回の拍動するため，1年で4 000万回程度の拍動に耐えられる耐久性をもたなければならない。したがって風呂水汲み上げ用ポンプは適さない。

現在臨床で使用されている血液ポンプは，拍動流型と定常流型の二つに大別できる。拍動流型は，自然心臓と同様に心室に相当する部分が収縮拡張運動をして血液が間欠的に流れるものである。これには逆流防止のための人工弁が必要である。定常流型は，人工心肺装置の血液ポンプとしてもよく使われるものであり，脈動がはとんどなく一定に近い流速になるものである。定常流型は生体の血流パターンと異なるが，補助人工心臓としての使用であれば自己心の拍動成分がある程度重畳するので問題がないとみなされている。

従来の人工心臓は空気圧駆動装置で駆動されるものが多かった。しかし最近では，電気モータで駆動される人工心臓が主流となりつつある。人工心臓には，**図3.7**のように，駆動方式としてさまざまなタイプのものが考案されているが，一長一短があり，それぞれで独自に開発が進められている。どのようなタイプの血液ポンプであっても，最も重要な問題は，やはり血栓形成をできる限り防止することである。そのために，多くの血液ポンプでは血液に触れる要素がチタンなどの血栓形成が少ない物質でつくられていたり，ヘパリンなどの抗凝固性物質でコーティングされている。また，血液の動きが少なくなり淀みができると血栓が形成されやすい。このため，淀みができるだけ起こらないように，流体力学的な設計を緻密に行って血液ポンプやカニューレの形を決めたり，ポンプの動作を適切に制御するような試みがなされている。

（b）**エネルギー源と計測・制御装置**　血液ポンプ，駆動装置，計測・制御装置のすべてを体内に埋め込むことを目指す電磁駆動式の人工心臓は，これらを動作させるための電気エネルギーを体外から内部のポンプへ供給する必要がある。現在では，電源トランスの仕組みと同様な方法で，皮膚を貫通することなく電力と情報を体内に送る装置が実用化しつつある。また，人工心臓にはその動作を制御し監視するための計測・制御装置も必要である。これはシングルチップマイクロコンピュータを中心とした電子回路で構成され，体内に埋め込んで使用できるようなものが開発されている。

（c）**循環制御**　補助人工心臓の場合，自己心による循環制御機能が働くが，完全人工心臓では循環制御をすべて人為的に行わなければならない。循環制御には，左心と右心の拍

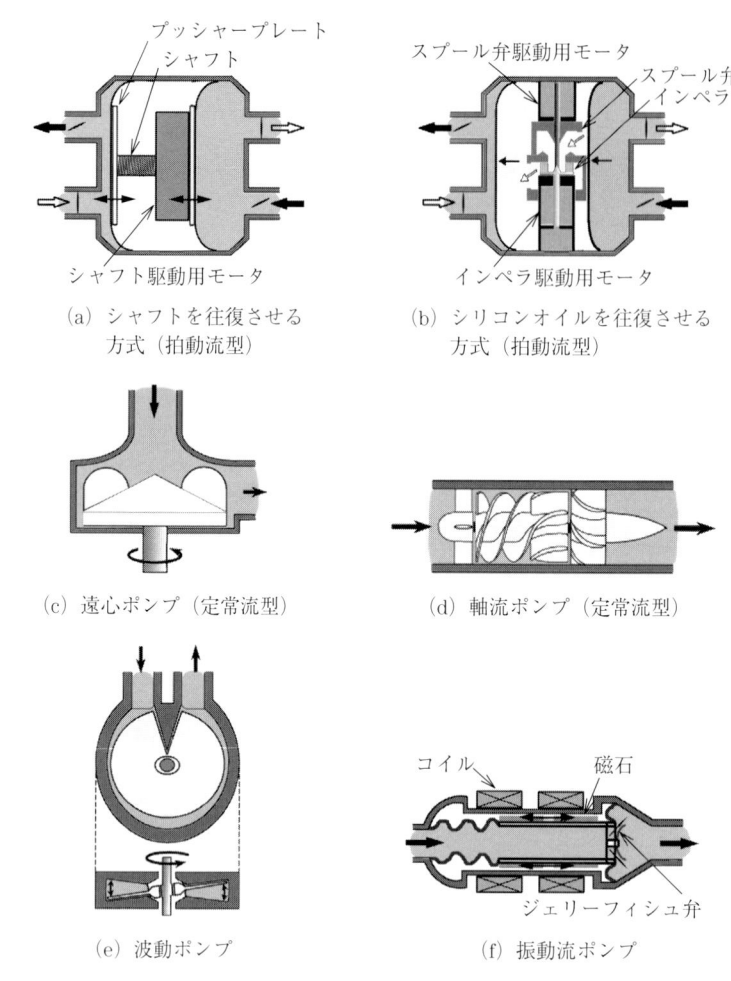

(a) シャフトを往復させる方式（拍動流型）

(b) シリコンオイルを往復させる方式（拍動流型）

(c) 遠心ポンプ（定常流型）

(d) 軸流ポンプ（定常流型）

(e) 波動ポンプ

(f) 振動流ポンプ

図 3.7 人工心臓血液ポンプの種々の駆動方式

出量のバランスをとるためのバランス制御と，生体が要求する循環量を保つための心拍出量制御の二つがある。バランス制御については左右の心房圧の差を一定に保つように右心の流量を操作する方式が成功している。しかし，ある時点で体全体にどのくらいの血液を拍出したらよいかという心拍出量制御の問題はまだ完全には解決していない[11]。

現在，完全人工心臓の場合も補助人工心臓の場合も，完全に体内に埋め込むことができる電磁駆動方式のものが臨床応用されつつある。2004 年 10 月現在，米国において電気モータ駆動方式完全人工心臓を体内に埋め込んだ患者が 512 日間の生存を記録している。わが国でも，例えば**図 3.8**のような，小柄な日本人向けの人工心臓が独自に開発されており[12]，近い将来，臨床応用が進むと予測される。

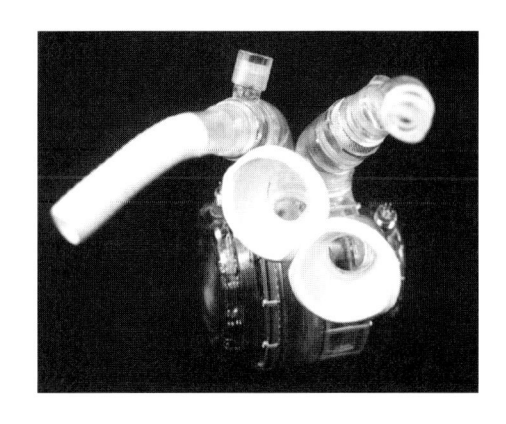

図 3.8 小型化が容易な体内埋込型完全人工心臓の例（東京大学）[12]

3.4 代謝系人工臓器

3.4.1 人工透析・人工腎臓

　テレビドラマなどを見ていると，白髪の恰幅のよいお医者さんが，「今晩が山です」とか，「会わせておきたい方がいたら…」などと，患者さんの命が危ないことをムンテラ（患者さんやご家族への病状説明）している場面がよく出てくる。一見，このお医者さんは患者さんの病気の状態を完璧に把握しているようにも見える演出だが，現実には，そんなにたいしたことをしているわけではない。癌にせよ重症心不全にせよ，末期的な病態では多臓器不全を来して，急性腎不全のためにおしっこ（尿）が出なくなる。したがって，医者は重症の患者さんの尿の量さえ見ていれば，ある程度の病態を把握することができるわけである。人間は，尿が出ないと体に毒素が貯まっていくので，通常2～3日しか生命を長らえることはできない。他に重症の病気をもっている状態の悪い患者さんでは，尿が出なくなったときには，ほぼ1日前後の余命と推測できるわけであり，ほぼこの予測は外れることは少ない。このように腎不全の患者さんは，人工透析のような他の手段がなければ，生命を維持することができない。

　現在，わが国だけでも約16万人強が人工透析の治療を受けているといわれており，その数は毎年約1万人ずつ増加している。平均すれば日本では，1時間に一人以上の割合で人工透析を受ける患者さんが増え続けており，つぎの1時間にはあなたの友人，家族，さらにはあなた自身が透析を受ける患者さんの仲間入りをする可能性がある。

　腎臓にはいくつかの働きがあることが知られている。最も大事な一つは，もちろん，おしっこを出すことによって老廃物の除去する機能である。また，血圧の調節作用も重要であり，高血圧患者のかなりの部分が腎臓に原因があることが知られている。この他にも，赤血球の産出，ビタミンDの活性化など，さまざまな機能をもっており，生命現象の重要な役

割を担っている。

　人工透析が必要になる患者は，慢性腎不全患者である。慢性腎炎，糖尿病からの糖尿病性腎症，腎硬化症などは透析が導入される代表的な病気である。この他，膠原病のような免疫疾患が原因となることもある。これらの病気が悪化し，腎臓の機能が正常者の30％以下になると慢性腎不全の病期が始まり，老廃物が体内に蓄積していくことになる。さらに病気が進行して腎不全の末期になると，いわゆる尿毒症の病態となり，肺水腫，中枢神経ならびに消化管の出血が起こる。ここまで来てしまえば，人工透析か腎臓移植をしなければ生命を維持していくことはできなくなってしまう。一般的には，人工透析を導入する条件は，血清クレアチニンが 8 mg/dl 以上（他にも条件はある）といわれているが，全身的な症状を見て専門の医師が最終判断する。

　このような病態を来す慢性腎不全に対する透析療法として，代表的に二つの方法論がある。

　一つは，体内にたまった老廃物や毒素をダイアライザという体外にある機械（人工腎臓）でろ過する人工透析（血液透析）である。もう一つは，お腹の中にある"腹腔"（ふくくう）と呼ばれる空洞の中に"透析液"（透明の液体・成分はブドウ糖など）を注入し，腹腔を取り巻く"腹膜"と呼ばれる膜を利用して透析を行う腹膜透析（CAPD）である。

　人工透析，および腹膜透析について以下に述べる。

〔1〕 人 工 腎 臓

　一言でいえば，人工透析とは，体内の血液をポンプを使って体外に出し，"ダイアライザ"と呼ばれる人工腎臓（透析膜）に血液を流し，余分な水分や毒素を取り出した後，体内に返すという人工臓器のうちでも代表的な方法論である。毒素などを取り出すための時間はおよそ 4～5 時間必要であり，これを週に 2，3 回程度行う。透析中はベッドに横になり安静にしておく必要がある。最近では"在宅透析"といって，家庭に機械を設置して透析を行っている場合も増えてきた。人工透析を行うためには，"シャント手術"と呼ばれる手術を行う必要がある。シャントは，麻酔をかけた後に，利き腕の反対側の腕の手首の付近の内側を横に数センチ切り，静脈と動脈とをつなぐバイパスをつくる手術である。透析を行うために十分な血流が必要となるが，静脈だけでは血流が足りなくなってしまうため，動脈とをつないで静脈の血流を勢いよくするわけである。

　実際に人工透析を行うときには，まずシャントをつくった腕に専用の針を刺すことになるが，十分な透析を行うために針はやや太く，痛みを伴わないとは残念ながらいい難い。一度に血液を取り出しては血圧が下がって危険なので，血液を取り出す流量は精密な機械によってコントロールされ，同時に血圧や針の抜けがないか厳重に監視することになる。

〔2〕 腹膜透析（CAPD）

腹膜透析（CAPD）とは，お腹の中にある腹腔と呼ばれるスペースの中に透析液を注入し，腹腔を取り巻く"腹膜"と呼ばれる膜を利用して透析を行う比較的新しい方法論である。この腹膜には無数の毛細血管が張り巡らされているので，ここに透析液を入れることで，血液中の毒素や余分な水分が，時間の経過とともに透析液の方に移動してくれるわけである。つまり，本物の腎臓のろ過機能の代わりを腹膜で行っていることになる。使用した透析液は，6～8時間の間，体内に貯留させた後に体外に出し，新しい液と交換する。比較的簡単な操作なので，この操作は在宅で行うことができ，病院で訓練をした後に，患者さん本人が自ら操作をする場合が多い。

腹膜透析を行うためには，まず，お腹の中に"カテーテル"と呼ばれる直径5ミリ程度のシリコンでできた管を貯留する手術を行う。シリコンはさまざまな素材の中でも，最も生体親和性の高い材料の一つとして広く知られている。このカテーテル挿入のための手術は，約1～2時間の簡単な手術で，局部麻酔で行う。このカテーテルを使って透析液をお腹の中に注入するわけである。

自宅にて腹膜透析を行う場合，まず，ある程度空気の流れがなく，明るく清潔な部屋を患者さんの自宅に確保していただく。医療従事者は無菌操作にある程度経験があるので，自分の経験をもとに患者さんに十分説明することも肝要である。

腹膜透析では，透析液は8時間お腹の中に貯留するように患者さんによく説明する。8時間後に排液し，新しい液と交換するが，この交換作業を"バッグ交換"と呼ぶ。例えばバッグ交換は朝8時，夕方4時，深夜0時の8時間おきに1日3回行う場合が多い。

人工透析・腹膜透析によって多くの患者さんの救命や社会復帰が可能になったが，透析療法は，食事，水分制限や1回の治療に4～5時間もかかるなど生活上の制限や精神的な苦痛を伴うことになる。これに対して，腎臓移植は免疫抑制剤の服用などを除けばそういった制限などから解放されるので，根本的な治療と呼ばれている。移植と人工透析は車の両輪とも呼ばれており，患者さんの生命を救い，生活の質を向上させるために，医療従事者たるものこの両輪の密接な関連性を維持していく必要があることはもちろんである。

3.4.2 人工膵臓

膵臓は機能の異なる外分泌腺と内分泌腺から構成されている。膵臓の臓器としての作用には，インスリンなどのホルモンを分泌する内分泌作用，膵液を分泌する外分泌作用がある。インスリンには血糖を下げる働きがあり，膵臓腫瘍でインスリンの分泌が過剰になれば，低血糖発作を引き起こし，分泌が不足すれば血糖値が上昇して糖尿病となる。インスリンはランゲルハンス島から分泌される。現在"人工膵臓"と呼ばれている人工臓器は，このうちイ

ンスリン分泌の内分泌作用のみに携わる人工臓器である。正確には人工膵臓と呼ぶよりは"人工ランゲルハンス島"と呼称した方が正確かもしれないが，一般に"人工膵臓"といわれるのは，血糖を制御する目的で開発された機械である。

　人工膵臓には，機械式人工膵臓と，ハイブリッド型人工膵臓の2種類が存在する。このうち，機械式人工膵臓はオープンループ方式とクローズド方式の2種に分類される。オープンループ方式は，自己で注射する代わりにポータブル式インフューザから皮下留置針を使用しインスリンを注入するという方法論で開発された機械であり，さまざまなプログラムにより血糖値を制御することができ，現在実用化の段階にある。クローズドループ方式では，グルコースセンサを皮下に刺入し，グルコース濃度を連続的にセンシングしインスリンを注入する。

　これらの機械式に対してハイブリッド型では，他の動物の生きているランゲルハンス島を応用しているのが特徴である。ただしもちろん，ただ生きている異種動物のランゲルハンス島を移植したのでは，拒絶反応にあってしまうので，マイクロカプセルでくるんだり，ホローファイバやチャンバ内に入れる工夫がなされている。このようにして免疫反応による拒絶を工夫したランゲルハンス島を体内に植え込み，インスリンを分泌させる方法がハイブリッド型であり，現在わが国では動物実験中である。

　方法論の開発には近年の進歩が著しい遺伝子工学も応用されている。例えば，異種移植用ヒト遺伝子組換えミニブタが実現すれば，免疫反応のないランゲルハンス島ができるので，現状のような強力な免疫隔離のためのカプセルを用いなくてもすみ，鋭敏なインスリン分泌が可能になる。さらに個々とまったく同じ免疫学的特性をもつ移植用動物が実現すれば，膵臓全体の移植も可能になる日がやってくるかもしれないが，理論的予測に過ぎないのが現状である。

3.4.3 人工肝臓

　肝臓は人体の最大の臓器として消化管から門脈に吸収された栄養素の分解，転換，貯蔵や生合成を行っている他，薬剤・異物・毒素の解毒・分解・排泄の作用も行っているうえ，胆汁の分泌や血液凝固因子の合成も営んでおり，最も機能が多い臓器の一つである。

　細かく数えれば数百にも及ぶ肝臓の機能を100％人工物に代替しようとするとビル数個に匹敵する大きさの装置になるとまでいわれており，いくら科学技術の発達した現代でも物理的に考えてさえ無理があるので，現況では，生きている肝細胞を組み込んで人工肝臓をつくろうという発想になっている。現在開発されている人工肝臓のほとんどは，いわゆるバイオ人工肝臓であり，肝細胞を組み込んだ肝臓機能の補助装置である。残念ながら日本では研究は進んでいるものの，まだ実用化には至っていない。欧米ではすでに臨床例が報告されていて，病状から計算される余命を鑑みれば，成績はそう悪くないとも考えられる。バイオ人

工肝臓は，人工透析などに使うようなフォローファイバ（中空糸）に豚などの肝細胞を組み込んだシステムである。ここへ末期的な肝疾患をもつ患者さんの血液を流して，解毒させた後に体内へ還流させる方式で，ある意味で人工透析と似たようなシステムであるが，生きた細胞を用いているところが異なる。適応になる患者さんには，急激に発症する劇症肝炎などの他には，慢性肝炎の末期，肝硬変の末期，肝癌の末期のような病気がある。劇症肝炎のような急激に発症する疾患では，急性の時期を乗り切ることが最も重要となり，急激に悪化する時期である1週間ぐらいを人工肝臓で肝臓の機能を補助することができれば，その間に肝臓はまた機能を回復することができる場合もある。慢性肝炎や肝硬変で長期にわたって傷害された肝臓には，最終的には肝臓移植しか救命手段はないが，人工肝臓がブリッジユースとして役立つのでないかと期待されている。すなわち，心臓移植における人工心臓とまったく同じ役割が期待されているわけである。

現在開発されているハイブリッド型の人工膵臓や，バイオ型の人工肝臓は，動物の生きている細胞を応用している点である種の異種移植とも考えることができるので，倫理的にも議論を進めていく必要があることはもちろんである。

3.5 その他の人工臓器と再生医療

3.5.1 人工骨・人工関節・人工皮膚
〔1〕人 工 骨

整形外科領域の骨格系人工臓器は，人工心臓のように生命維持に直結しない分，比較的早期から臨床への応用が試みられてきた歴史がある。この点，近年になってようやく開発が着手された人工心臓や人工肝臓などの内臓系の人工臓器とは異なる歴史を歩んできた。整形外科領域の人工関節などの領域は，人工内臓とはまったく異なった，ある種，次元を異にする開発の困難さがあり，力学的に非常にシビアな条件や，数十年にわたる耐久性など，主として工学的・力学的に，優れた特性が望まれる。

整形外科領域における人工の骨として古くから種々の材料が試みられてきており，特に骨折などの治療においては，すでに16世紀には象牙や金属が試みられたという報告すら行われている。60年代に人工股関節の埋込みが臨床的に精力的に報告されるようになり，金属材料以外にも種々の高分子材料やセラミックスの応用が試みられ始めたのは，内臓系人工臓器の高分子素材の発展と軌を一にする。イオンの溶出のないセラミックスの中でも，体内に埋め込んだ後に繊維組織で包まれてしまわない点で，バイオアクティブセラミックスは画期的な素材であり，骨セメントの研究も数多く行われている。

歴史的に見て人工関節と人工骨はたがいに補い合いながら，車の両輪のようにして発展し

てきた。

〔2〕 人工関節

人工関節のような整形外科に応用する生体材料の中で，金属は力学的にも強度的にも最も信頼性が高く，比較的早期から用いられてきた。過去にはステンレス鋼などが応用されてきたが，最近ではコバルト・クロム合金と高密度ポリエチレンの組合せが多く用いられるが，若干重量の点で難があり，現在は摩擦面以外にはチタン合金が用いられて軽量化が図られている。

代表的な人工関節に，人工股関節，人工膝関節などがあり，ソケットとボールのような形状の組合せで関節に稼動をもたらす。人工関節と骨の組合せには骨セメントを用いる場合が多いが，最近では，人工軟骨をはめ込んで親和性を高める工夫もなされている。

〔3〕 人工皮膚

もう旧聞に属するが，1990年にサハリンで大火傷を負って札幌医科大学に入院したコンスタンチン少年の治療に使われたのが，現在市販されている人工皮膚である。キチン・キトサンは生体親和性が高く副作用もなく鎮痛効果，止血効果，殺菌作用もあり，体液の滲出を吸収でき，新生肉芽の促進作用などが認められており，患部に被覆すると，痛みを和らげ，炎症を抑制し，火傷や傷の治りが早い。使用後は体内のリゾチームなどの酵素により自然に分解消することになる。すなわち人間の皮膚が再生する間に理想的な保護膜の役割を果たす目的で開発されたわけである。

さらに，生きた細胞を組み込んだ人工皮膚も市販されるようになった。1998年には米食品医薬品局（FDA）から生きた細胞を組み込んだ最初の"バイオ医療用具"としても認可されている。これまでの治療法では難治性であった静脈潰瘍が原因の慢性皮膚潰瘍の患者を対象に選んだが，臨床試験の結果，この新しいバイオ人工皮膚は患部を単純に覆って保護するだけの効果のほか，自ら細胞増殖因子や他のタンパク質を産み出して傷を治す働きがあることも判明している。現在，やけどの傷や糖尿病患者の皮膚潰瘍を対象に，臨床試験が進んでいる。

3.5.2 人工生体材料

人工臓器のうちでも特に耐久性が求められる永久使用型の人工関節やペースメーカ，人工心臓などにおいて，生体適合性の高い材質が求められていることは自明であるが，人工生体材料の学問的体系付けが求められているのはこの分野だけでなく，組織工学やドラッグデリバリーシステム（DDS）といった領域の発展に伴い，その飛躍的進歩がますます求められるようになってきている。早くも60年代には，人工材料と生体の間の相互作用をいかにして制御するか，生体内で人工材料をいかに有効に利用するかを追究する研究が行われ始めてお

り，この分野の重要性がわかる。

　理想的には，人工生体材料に最も求められている生体適合性材料という言葉は，異物認識されることなく生体に適合して利用できる材料ということを意味していることはもちろんである。しかし，残念ながら現時点では，ここまで理想的な材料は存在しているとはいい難い。そこで，応用の範囲を考慮し，それぞれの組織における適合性としてより限定された範囲での，よりよい材料が模索されているに過ぎないのが現状であるといえる。

3.5.3 再 生 医 療

　再生医療とは生体細胞のもつ増殖力と組織再生力を利用して，傷付いた臓器や組織の修復を行う医療であるといえる。幹細胞と呼ばれる高い分化能力と増殖能力を有した細胞を分離，処理して，コントロールされた分化・増殖をさせることが，この医療の中核技術である。

　現在臨床応用されている再生医療技術の一例としては皮膚移植がある。細胞の増殖が容易に行われるため，最も早く実用化した再生医療の一例となった。1980年代にはすでに培養皮膚組織の移植が臨床的に行われており，現在では商業的に培養皮膚組織の生産が行われ，安定した供給が見込まれている。また骨髄移植も造血幹細胞を利用する点で再生医学の1領域といえる。

　骨髄や皮膚の細胞のように，もともと増殖能力の高い細胞群で構成される組織については，再生医学はすでに臨床的に使用されるようになっているが，その他の臓器については多くが実験段階であった。十分な分化・増殖能力をもった幹細胞が得られなかったためである。この状況が20世紀末に一変した。1997年のクローン羊誕生と1998年の**ヒト由来胚性幹細胞**（embryonic stem cell，**ES細胞**）の開発の成功である。胚性幹細胞とは受精卵から得られた細胞で，体のあらゆる種類の細胞に分化可能な細胞であると考えられている。

　体細胞クローンの成功は，個体レベルでの再生技術の発展に大きく寄与すると考えられている。従来の受精卵を分割するクローンではなく，成熟した哺乳類の体細胞からクローンが誕生したことは，成体の細胞の中に個体を形成するすべての遺伝情報が含まれていることを初めて証明した。この実験はヒトクローンの作製について大変な議論を巻き起こした。

　再生医学の研究者の多くはこの分野が今世紀前半に大きく花開くことを確信しており，急速な進歩がいま，始まったところである。多くの疾病に対する現在の医療を根本から変革する可能性があり，医療者としてつねに最新の情報を入手するよう心がけてほしい。

引用・参考文献

1 章

1) （社）日本画像医療システム工業会 編：医用画像・放射線機器ハンドブック，第 1 篇，診断用 X 線システム，pp.5 ～ 142（2001）
2) 日本エム・イー学会 編：ME 教科書シリーズ，X 線イメージング，コロナ社，p.15, 32, 50, 60, 66, 77, 87, 88, 118, 130, 135, 160（1998）
3) 舘野之男：放射線と健康，岩波新書（2001）
4) 岩井喜典，斎藤雄督，今井悠一：医用画像診断装置－CT, MRI を中心として－，コロナ社（1988）
5) 荒木　力：MRI「再」入門－臨床からみた基本原理－，南江堂（1999）
6) アレン・D・エルスター：MRI「超」講義－Q＆A で学ぶ原理と臨床応用－，医学書院 MYW（1996）
7) 笠井俊文・土井　司 編：MR 撮像技術学，オーム社（2001）
8) P.A. Rinck：Magnetic Resonance in Medicine －The Basic Textbook of the European Magnetic Resonance Forum－, Blackwell Sci. Pub.（1993）
9) （社）日本画像医療システム工業会 編：医用画像・放射線機器ハンドブック，第 3 篇，MR 装置，pp.161 ～ 182（2001）
10) 大川井宏明：超音波観察法診断法－超音波画像の成り立ちと超音波組織学の入門講座，東洋出版（1997）
11) H.O. Anger：Scintillation camera with multichannel collimators. J Nucl Med pp.515 ～ 531（1964）
12) E.L. Keller：Optimum dimensions of parallel-hole, multi-aperture collimators for gamma-ray cameras. J Nucl Med pp.233 ～ 235（1968）
13) L.A. Shepp and Y. Vardi：Maximum likelihood reconstruction for emision tomography. IEEE Trans. Med. Imag., MI-1, pp.113 ～ 122（1982）
14) H.M. Hudson, R.S. Larkin：Accelerated image reconstruction using ordered subsets projection data. IEEE Trans. Med. imag., 13, pp.601 ～ 609（1994）
15) J. Sorenson：Quantitative meaurement of radio-activity *in vivo* by whole body counting, p.311, Academic Press, New York, 2（1974）
16) L.T. Chang：A method for attenuation correction in radionuclide computed tomography. IEEE Trans. Nucl. Sci., NS-25, pp.638 ～ 643（1978）
17) C.E. Metz and X. Pan：A unified analysis of exact methods of inverting the 2D exponential Radon transform with implications for noise control in SPECT. IEEE Trans. Med. Imag., MI-14, pp.643 ～ 658（1995）
18) P.R. Edholm, R.M. Lewitt and B. Lindholm：Novel properties of the Fourier decomposition of the sinogram, Proceedings of the SPIE, **671**, pp.8 ～ 18（1986）
19) T.C. Hon, R.M. Rangayyan, L.J. Hahn and R. Kloiber：Restoration of gamma camera-based

nuclear medicine images, IEEE Trans. Med. Imag., **8**, pp. 354 ~ 363 (1989)
20) B.A. Ardekani, M. Braun, B. Hutton, I. Kanno and K. Uemura.: A fully automated multimodality image registration alhorithm. J Comput Assist Tomogr, **19**, pp.615 ~ 623 (1995)
21) 中田知明・中嶋憲一 編：心電図同期心筋 SPECT 法, その基礎と臨床応用, メジカルセンス, 東京 (2000)
22) K. Ogawa, H. Harada, et al.: A practical method for position dependent Compton-scatter correction in single photon emission CT. IEEE Trans. Med. Imag., **10**, pp.408 ~ 412 (1991)
23) I. Kanno and A. Lassen: Two methods for calculating regional cerebral blood flow from emission computed tomography of inert gas concentrations. J Comput Assist Tomogr, **3**, pp.71 ~ 76 (1979)
24) H. Matsuda, S. Tsuji, et al.: A quantitative approach to technetium-99m hexamethylpropylene amine oxime. Eur. J. Nucl. Med., pp.195 ~ 200 (1992-11)
25) H. Iida, et al.: Quantiative mapping of regional cerebral blood flow using I-123 N-isopropyl-iodoamphetamine (IMP) and single photon emission tomography. J. Nucl. Med., **35**, pp.2019 ~ 2030 (1994)
26) 米倉義晴, 杉原秀樹, 谷口義光 他：非侵襲的マイクロスフェア法による IMP 脳血流 SPECT の定量化-動態イメージングによる入力関数積分値の推定-, 核医学, **34**, pp.901 ~ 908 (1997)
27) 蓑島 聡, 福山秀直, 内田佳孝 他：NEUROSTAT 3D-SSP (3D-Stereotactic Surface Projections) Handbook.Nihon Medi-Physics Co., Ltd (2000)
28) The Welcome Department of Cognitive Neurology：http://www.fil.ion.bpmf.ac.uk/spm/ (2006 年 3 月現在)

2 章

1) 伊福部達：音の福祉工学, 音響テクノロジーシリーズ, p.250, コロナ社 (1997)
2) 伊福部達：感覚障害のための機能的電気刺激, 日本 ME 学会誌, **6**, 8, pp. 25 ~ 33 (1992)
3) 日本人工臓器学会 編, 伊福部達：人工臓器は, いま-人工視覚-, pp.322 ~ 339, はる書房 (2003)
4) W. H. Dobelle,：Artificial vision for the blind by connecting a television camera to the visual cortex. *ASAIO J*, 46, pp.3 ~ 9 (2000)
5) W. Liu, Intraocular Retinal Prosthesis : A Decade of Learning, The 2003 Int. Workshop on Nano Bioelectronics, Seoul University, Seoul (2003)
6) T. Watanabe, et al.: Development of a GUI Screen Reader for Blind Persons, Systems and Computers in Japan, **29**, 13, pp.18 ~ 27 (1998)
7) C. Asakawa, et al., TAJODA : Proposed Tactile Jogdial Interface for the Blind IEICE Trans., **E85-A/B/C/D/E**, 1, pp.1405 ~ 1414 (2004)
8) 関 喜一：視覚障害者のための VR 技術の動向, 日本 VR 学会誌, **8**, 2, pp.8 ~ 13 (2003)
9) T. Ifukube, et al.: Current distribution produced inside and outside the cochlea from a scala tympani electrode array, IEEE Trans., BME 34, pp.883 ~ 890 (1987)
10) T. Ifukube,：Signal processing for cochlear implants, Advances Speech Signal Processing, Furui and Sondhi (Editors), pp.269 ~ 305 (1992)

11) Clark G.M., et al.：A multiple-electrode array for a cochlear implant, J. Laryngolgy and Otology, 90, pp.623 ～ 627（1976）
12) P.J. Blamey, et al.：Acoustic parameters measured by a formant-estimating speech processor for a multiple-channel cochlear implant, J.Acoust. Soc, Am., 82, pp.38 ～ 47（1987）
13) 船坂宗太郎 他：22 ch 人工内耳装着者の日本語聴取能，電子情報通信学会技術報告，pp.87 ～ 72（1987）
14) 高橋 整 他：Cochlear implant 患者の言語聴取能，Audiology Japan, 30, pp.683 ～ 684（1987）
15) 伊福部達：人工内耳に対するリハビリテーション，総合リハビリテーション，25, 8, pp.711 ～ 715（1997）
16) Y. Naito, et al.：Cortical activation with sound stimulation in cochlear implant users demonstrated by position emission tomography, Cognitive Brain Res., pp.207 ～ 214（1995）
17) S. Miyoshi, et al.：Proposal of a New Method for Narrowing and Moving the Stimulated Region ofCochlear Implants, Animal Experiment and Numerical Analysis, IEEE Trans. Biomed. Eng., 46, 4, pp.451 ～ 460（1999）
18) 井野秀一：情報バリアフリーと VR －聴覚障害者のコミュニケーション支援技術－，日本 VR 学会誌，8, 2, pp.14 ～ 19（2003）
19) 加藤士雄 他：国際会議における聴覚障害者支援を目的とした音声字幕変換システムの設計，ヒューマンインタフェース学会研究報告集，4, 4, pp.65 ～ 70（2002）
20) T. Homma, et al.：Measurement of Mechanical Characteristics of a Fingerpad's Surface in the Design of a Tactile Display, J.Robotics and Mechatronics, 15, 2, pp.153 ～ 163（2003）
21) J. Lu, N., et al.：Tone Enhancement in Mandarin Speech for Listeners with Hearing Impairment, IEICE Transactions on Information and Systems, E84-D, 5, pp.651 ～ 661（2001）
22) Y. Nejime, et al.：A Portable Digital Speech-rate Converter for Hearing Impairment, IEEE Trans., Rehabilitation Engineering, 4, 2, pp.73 ～ 83（1996）
23) 橋場参生 他：抑揚制御機能を備えた電気式人工喉頭の製品化と評価，電子情報通信学会誌，J.184D-ii, pp.1240 ～ 1247（2001）
24) 星宮 望：生体工学，第 5 章，昭晃堂（1990）
25) 生体工学用語辞典編集委員会 編：生体工学用語辞典，日本規格協会，p.413（1995）
26) 則次俊郎 他：ゴム人工筋のロボット制御への応用，日本ロボット学会，9, 4, pp.502 ～ 506（1991）
27) 鈴森康一：フレキシブルマイクロアクチュエータに関する研究，日本機械学会論文集（C 編），55, 518, pp.2547 ～ 2552（1989）
28) 大方一三：形状記憶材料の医療応用，日本機会学会誌，107, 1028, pp.532 ～ 535（2004）
29) 佐々木忠之 他：水素吸蔵合金を利用したアクチュエータの開発，日本ロボット学会誌，7, 5, pp.496 ～ 500（1986）
30) 佐藤 満 他：介助支援アームのためのコンプライアンス可変型水素吸蔵合金アクチュエータシステムの開発，日本機械学会論文誌（C 編），62, 597, pp. 1912 ～ 1919（1996）
31) Y. Wakisaka, et al.：Application of Hydrogen Absorbing Alloys to Medical and Rehabilitation Equipment, IEEE Trans. on Rehabilitation Engineering, 5, 2, pp.148 ～ 157（1997）
32) T. Tsuruga, et al.：A Basic Study for a Robotic Transfer Aid System Based on Human Motion

Analysis, Advanced Robotics, **14**, 7, pp.579〜595 (2000)
33) 井野秀一 他：関節リハビリを目的としたウェアラブルな MH アクチュエータの基礎的検討，第 43 回日本エム・イー学会大会，p.709（2004）
34) 川村次郎，古川　宏：義肢装具学，医学書院（2000）
35) 兵庫県立まちづくり研究所：http://www.assistech.hwc.or.jp/ASSISTECH/kaisetu/IP2.htm（2006 年 3 月現在）
36) 中川昭夫：インテリジェント大腿義足の開発と実用化の経験から，日本生活支援工学会，**1**，1，pp.28〜33（2002）
37) 赤澤堅造 他：動力義手・装具の研究開発の状況と将来，日本 ME 学会誌，**13**，2，pp.28〜33（1999）
38) 原田電子工業株式会社：http://www.h-e-i.co.jp/index.html（2006 年 3 月現在）
39) 西川大介 他：筋電義手制御のためのオンライン学習法，電子情報通信学会論文誌 D-II，**J82-D-II**，9，pp.1510〜1519（1999）
40) 日本工業標準調査審議：福祉関連機器用語（義肢・装具部門）JIS T0101-97，日本規格協会（1997）
41) 日本機械学会：新版機械工学便覧（C6-バイオエンジニアリング・メディカルエンジニアリング），丸善，pp.240〜244（1988）
42) 河本浩明 他：人間の運動特性に基づいたパワーアシストシステムのための定量的運動制御解析手法，日本機械学会論文集，**70**，692，pp.1115〜1123（2004）
43) 榊　泰輔 他：下肢機能回復支援システム，日本ロボット学会誌，**21**，4，pp.390〜393（2003）
44) ジョセフ・ラザーロ：アダプティブテクノロジー，慶應義塾大学出版会（2002）
45) 加倉井修一：装具学，医歯薬出版，pp.173〜175（1990）
46) 横浜市総合リハビリテーションセンター：http://www.yokohama-rf.jp/shisetsu/reha/kikaku/kenkyu.html（2006 年 3 月現在）
47) 株式会社舟木義肢：http://www.funaki-gishi.co.jp/（2006 年 3 月現在）
48) 日本製鋼所：福祉用具の実用化に向けて 2003，新エネルギー・産業技術総合開発機構（NEDO），pp.27〜28（2003）
49) 井野秀一 他：介助用床走行式リフタに関する総合評価，ライフサポート学会誌，**4**，4，pp.685〜639（1992）
50) 舟久保昭夫 他：パワーアシスト移動介助リフト，計測と制御，**40**，5，pp.391〜395（2001）
51) 市川　洌：リフト，作業療法ジャーナル，**36**，6，pp.632〜637（2002）
52) 高橋正紘：動揺病-ヒトはなぜ空間の奴隷になるのか，築地書館（1997）
53) T. Tanaka, et al.：The effect of moving vibratory stimulation on the soles for standing balance in young adults and the elderly, Proceedings of 14th International Congress of the World Confederation for Physical Therapy, RR-PO-0982 (2003)
54) 山越憲一編，前川満良：健康・福祉工学ガイドブック，pp.463〜477，工業調査会（2001）
55) 株式会社日立ケーイーシステムズ：http://www.hke.co.jp/index.htm（2006 年 3 月現在）
56) 伊藤和幸 他：注視点の仮想拡大表示による視線入力補助法，日本バーチャルリアリティ学会論文誌，**6**，3，pp.185〜192（2001）
57) 山越憲一編，関　喜一，井野秀一，渡辺哲也，村山慎二郎：健康・福祉工学ガイドブック，pp.178〜195，工業調査会（2001）

58) 株式会社ナムコ：http://hustle-club.com/index.html （2006 年 3 月現在）
59) 嶋田智明，金子　翼：関節可動域障害，メディカルプレス（1990）
60) 株式会社安川電機：http://www.yaskawa.co.jp/newsrelease/2003/02.htm （2006 年 3 月現在）
61) 岡島康友 他：下肢可動域訓練ロボットの開発，医用電子と生体工学，**37**，3，pp. 293～300（1999）
62) R. Cooper, R. Davis：Technology for disabilities, British Medical Journal, **319**, 13, pp.1290～1293（1999）
63) Johnson & Johnson Ltd.：http://www.independencenow.com/index.html （2006 年 3 月現在）
64) 石井純夫：食事支援ロボット「マイスプーン」，日本ロボット学会誌，**21**，4，pp.378～381（2003）
65) セコム株式会社：http://www.secom.co.jp/service/medical/myspoon.html （2006 年 3 月現在）

3 章

1) 高木　弘 編：人工臓器とその周辺，別冊 医学のあゆみ，医歯薬出版（2000）
2) 上田　実 編：組織工学と今後の課題，医学のあゆみ，196，pp.321～387（2001）
3) 医学大辞典，南山堂（2001）
4) 田中茂夫 編：心臓ペースメーカ・植え込み型除細動器，メジカルビュー（1999）
5) 総務省：電波の医用機器等への影響に関する調査結果，http://www.somu.go.jp/s-news/2002/020702_3.html （2006 年 3 月現在）
6) 神谷　瞭，井街　宏，上野照剛：医用生体工学，培風館（2000）
7) 阿部稔雄 編：最新人工心肺，名古屋大学出版会（1999）
8) 電気学会電磁駆動型人工心臓システム調査専門委員会 編：電磁駆動型人工心臓，コロナ社（1994）
9) 浅野茂隆，小澤和惠，藤正　巌 編：移植と人工臓器，岩波書店（2001）
10) 立石哲也 編：メディカルエンジニアリング，米田出版（2000）
11) 吉澤　誠，田中　明，阿部健一 他：人工心臓の制御，計測と制御，**38**，5，pp.328～333（1999）
12) Y. Abe, T. Chinzei, T. Isoyama, et al.：Basic study to develop an electromagnetic drive method for the rotary undulation pump, Artificial Organs, **27**, 10, pp.870～874（2003）

索　　　引

【あ】

アキシャル	23
アクチュエータ	120
アシスティブテクノロジー	139
アダプティブテクノロジー	129
アーム回転式リフト	131
アンガー型カメラ	84
アンダテーブルチューブタイプ	14

【い】

移乗介助支援装置	130
移乗用具	129
位相エンコード	57
イメージインテンシファイア	9
イメージングプレート	10
陰性造影剤	14
インテリジェント大腿義足	125
インバージョン時間	62
インバージョンリカバリー法	62
インビトロ検査	83
インビボ検査	83
インフロー効果	69

【う】

ウィンドウ処理	26
ウィンドウ幅	26
ウィンドウレベル	26
運動神経	115

【え】

永久的ペーシング法	145
エコー	76
エコー源	76
エコー時間	54
エコートレインレングス	64
エルゴノミクス	130
エンコード	57

【お】

オーステナイト相	122
オーバテーブルチューブタイプ	14
音響インピーダンス	16
音響媒質	74
音声合成装置	135
音声自動字幕システム	110
音声認識装置	109
音　波	74

【か】

開口幅	40
外部座標	114
拡散性トレーサ	96
角膜反射法	135
下肢可動域訓練ロボット	137
下肢麻痺	116
画像再構成	21
画像雑音	41
眼球電位図法	135
関心領域	91
関節角度ゴニオメータ	118
関節可動域	137
関節可動域訓練装置	123, 129
完全人工心臓	149
管電圧	7
ガンマカメラ	83, 84

【き】

機械式人工膵臓	156
機械セクタ走査法	80
機械弁	148
義　肢	124
義　手	124
輝尽性蛍光体	12
義　足	124
機能障害	127
機能的電気刺激	119, 132
逆投影	28
吸収線量	8
強膜反射法	135
巨視的磁化	49
筋ジストロフィー	117
筋電位	117

【く】

空間分解能	3, 19
グラディエントフィールドエコー	63
繰返し時間	61
車いす	137

【け】

傾斜磁場強度	55
傾斜磁場コイル	67
形状記憶合金	122
形状記憶合金アクチュエータ	121
経皮的心肺補助システム	144
血液適合性	151
血流灌流	3
検出効率	42

【こ】

高コントラスト分解能	38
高速スピンエコー法	64
光電効果	8
小型電動式リフト	131
呼気弁	143
コクレア方式	107
コミュニケーション支援機器	134
ゴム人工筋	121
コリメータ	87
コロナル	23
コーン角	38
コントラスト分解能	4
コンピュータ断層撮影装置	18
コンピューテッドラジオグラフィ	11
コンプトン散乱	8
コンベンショナルスキャン	34
コンボリューション	29
コンボリューション関数	40
コンボリューション逆投影法	21, 28, 29

【さ】

再構成関数	30
歳差運動	49
再生医療	159
サジタル	23
座席昇降型車いす	123
三検出器型	87
サンプリングピッチ	40
サンプルボリューム	82
散乱線補正	96

【し】

シールド型傾斜磁場コイル	67
視覚代行	99
時間分解能	3
時間放射能曲線	91
磁気回転比	49
磁気緩和	51
磁気共鳴診断装置	47
磁気モーメント	48

項目	ページ
刺激伝導系	145
四肢麻痺	116
視線入力装置	135
磁束密度	48
膝蓋腱反射	116
実効線量	9
磁場強度	48
磁場発生区域	72
社会的不利	137
従圧式	144
周波数エンコード傾斜磁場	58
従量式	144
手動車いす	137
ジョイスティック	138
照射線量	42
食事支援ロボット	138
食道発声法	112
触覚ディスプレイ	103
心筋生存能	92
シングルスライスCT	37
人工関節	158
人工肝臓	156
人工筋肉	121
人工血管	147
人工喉頭	112
人工呼吸器	143
人工骨	157
人工視覚	100
人工心臓	149
人工腎臓	154
人工心肺	149
人工膵臓	155
人工臓器	140
人工中耳	105
人工聴覚	105
人工透析	153
人工内耳	100, 106
人工肺	144
人工皮膚	158
人工弁	147
人工網膜	100, 101
心臓移植	150
心臓ペースメーカ	145
身体座標	114
シンチレーション作用	84
シンチレータ	85
心電図同期SPECT	90
振動	74

【す】

項目	ページ
水素吸蔵合金	123
水素吸蔵合金アクチュエータ	121
水素密度	53
水素密度画像	61
スキャン	21
スクリーンリーダ	136
スパイラルCT	35
スピン-格子緩和	52
スピン-スピン緩和	52
スピンエコー	53
スライス厚	33
スライス選択傾斜磁場強度	57
スリップリング	34, 35

【せ】

項目	ページ
静磁場	71
静磁場磁石	65
生体適合性材料	159
生体弁	148
生体防御反応	142
制動X線	7
生物学的効果比	9
脊髄損傷	119
セクタ走査	80
セプタ	98
線形傾斜磁場	54
線質	7, 44
線質硬化	7
選択励起法	56
センチネルリンパ節	95

【そ】

項目	ページ
造影剤	45, 68
増感紙	10
増感紙-X線フィルム方式	10
臓器移植	141
臓器再生	141
装具	124
増倍管	11
ソケット	125

【た】

項目	ページ
ターミナルデバイス	126
体外式一時的ペーシング法	145
体外循環	144
代用発声法	112
タクタイルエイド	110
縦緩和	51
短軸断層像	93
単純逆投影法	28
弾性体	74

【ち】

項目	ページ
蓄積型トレーサ	96
中空糸	157
超音波振動子	75
超音波探触子	77
超音波パルス	76, 77
超音波ビーム	77
超音波眼鏡	104
長軸垂直断層像	93
長軸水平断層像	93
聴性脳幹インプラント	105
超電導磁石	65
治療的電気刺激	120

【つ, て】

項目	ページ
つり具	131
低コントラスト検出能	43
低コントラスト分解能	43
ディジタルガンマカメラ	85
ディジタル補聴器	111
定常状態	69
定常流型	151
電子セクタ	81
電子セクタ走査法	80
電子走査	79
電磁モータ	120
電動車いす	137
電離放射線	8

【と】

項目	ページ
投影データ	20, 27
動力装具	128
特性X線	7
特定話者音声認識	110
ドプラ心エコー図法	82
ドプラ法	81
トランスレート	32

【な, に, の】

項目	ページ
軟性コルセット	127
二検出器型	87
2次元フーリエ変換法	58
二重造影法	14
日常生活動作	137
脳脊髄液	62
濃度分解能	19
能力障害	137

【は】

項目	ページ
バイオ人工皮膚	158
ハイブリッド型人工膵臓	156
ハイブリッド型人工臓器	141
バイポーラ型傾斜磁場	69
バイポーラ法	106
廃用症候群	137
培養皮膚組織	159
配列振動子	79
ハウンスフィールドユニット	24
拍動流型	151
薄膜トランジスタアレイ技術	12
バッグ交換	155
発話障害	111
パフュージョン	3

パルスシーケンス	60	フラットパネルディテクタ	13	【ゆ,よ】		
パルスドプラ法	82	フリップ角	63	床走行式リフト	130	
パルス反射法	76	【へ】		床反力計	118	
パワーアシスト機能付きリフト	131	平衡機能リハビリ装置	133	陽性造影剤	14	
パワーアシスト装置	129	ヘリカルスキャン	34	陽電子	97	
【ひ】		ヘリカルピッチ	36	ヨード系血管造影剤	15	
非イオン性造影剤	45	ヘリカル補間	36	横緩和	51	
比吸収率	72	ペンシルビーム	33	横磁化	50	
微小血管	3	【ほ】		読出し傾斜磁場	58	
ヒト由来胚性幹細胞	159	放射性医薬品	83	【ら,り】		
ヒューマノイドロボット	126	放射性同位元素	83	ラーモア周波数	49	
表面筋電位	126	飽和	69	ライブ像	16	
表面電極	119	補助人工心臓	149	リアルタイム	74	
【ふ】		ボリュームレンダリング	4	リニア走査法	79	
ファンビーム	33	【ま,め,も】		リハビリテーション	116	
フィードフォワード制御	115	マスク像	16	量子雑音	42	
フィルタ関数	30	マッキベン型ゴム人工筋	121	【れ,ろ】		
フィルタ逆投影法	91	まばたきスイッチ	134	レート応答機能	146	
フィルタ補正逆投影法	28	マルチエコー法	61	レール走行式リフト	130	
フィルムカセッテ	10	マルチスライス法	57	レジストレーション	92	
フーリエ変換法	56, 91	マルチスライス方式	37	連続X線	7	
フォトン	6	マルチディテクターCT	37	連続波ドプラ法	82	
フォトンノイズ	41	マルテンサイト相	122	ローテート/ローテート方式	33	
フォローファイバ	157	メカノケミカルアクチュエータ	121			
腹膜透析	155	モダリティ	2			
フラットセンサ	12					

ADL	137	k 空間	58	STIR 法	63	
A モード	77	MDCT	37	T_1 強調画像	62	
black blood 法	70	MHA	123	T_2 強調画像	61	
blood pool agent	70	ML-EM 法	91	TAC	91	
B モード	78	MPR	23	TEM	137	
CAT	18	MRA	68	TEW 散乱線補正法	96	
CPM 装置	124	MSCT	37	TFT アレイ技術	12	
CR	11	M モードエコー図	78	TI 時間	62	
CT アンギオグラフィー	45	M モード心エコー図	78	TOF 法	68	
CT 値	24	OS-EM 法	91	TR 時間	61	
dB/dt	72	PC 法	68	UCG	78	
DICOM	89	PET	83, 97	VCV	107	
DSA	16	PET/CT 装置	98	VOCA	136	
dynamic SPECT	90	RF アンプ	66	X 線管	6	
EOG 法	135	RF コイル	66	X 線蛍光体	9	
ES 細胞	159	ROI	91	X 線減弱係数	8, 25	
FDR 法	91	ROM	137	X 線被曝	46	
FLAIR 法	63	SAR	72	Z 補間	36, 38	
FPD	13	SE 法	60	1 回換気量	144	
Gd-DTPA	68	SMA	122	180°RF パルス	50	
II	9, 11	SPECT	84	90°RF パルス	50	
IP	10	SPECT 収集	89			
IR 法	62	SPIO	68			

―― 編著者略歴 ――

1978年　東北大学工学部電子工学科卒業
1980年　東北大学大学院工学研究科修士課程修了（情報工学専攻）
1983年　東北大学大学院工学研究科博士課程修了（情報工学専攻）
　　　　工学博士（東北大学）
1983年　（株）東芝 医用機器事業部勤務
2003年　東芝メディカルシステムズ（株）勤務
　　　　現在に至る

医用機器Ⅱ
Medical Electronic Devices II　　　© Hitoshi Yamagata　2006

2006年5月26日　初版第1刷発行

検印省略	編著者	山形　仁
	発行者	株式会社　コロナ社
	代表者	牛来辰巳
	印刷所	三美印刷株式会社

112-0011　東京都文京区千石 4-46-10
発行所　株式会社　コロナ社
CORONA PUBLISHING CO., LTD.
Tokyo Japan
振替 00140-8-14844・電話 (03) 3941-3131 (代)
ホームページ http://www.coronasha.co.jp

ISBN 4-339-07275-3　　（金）　　（製本：愛千製本所）
Printed in Japan

無断複写・転載を禁ずる
落丁・乱丁本はお取替えいたします